"101计划"专业精讲

WHAT IS MEDICINE?

什么是医学？

任守双 编著

图书在版编目(CIP)数据

什么是医学？/ 任守双编著. -- 大连：大连理工大学出版社，2024.9. --（"101计划"专业精讲）.
ISBN 978-7-5685-5161-8

Ⅰ.R-49

中国国家版本馆CIP数据核字第2024BS4817号

什么是医学？ SHENME SHI YIXUE？

出 版 人：苏克治
策划编辑：苏克治
责任编辑：王　伟　李舒宁
责任校对：张　泓
封面设计：奇景创意

出版发行：大连理工大学出版社
　　　　　（地址：大连市软件园路80号，邮编：116023）
电　　话：0411-84708842（发行）
　　　　　0411-84708943（邮购）　0411-84701466（传真）
邮　　箱：dutp@dutp.cn
网　　址：https://www.dutp.cn

印　　刷：辽宁新华印务有限公司
幅面尺寸：160mm×230mm
印　　张：11.5
字　　数：143千字
版　　次：2024年9月第1版
印　　次：2024年9月第1次印刷
书　　号：ISBN 978-7-5685-5161-8
定　　价：99.00元

本书如有印装质量问题，请与我社发行部联系更换。

出版者序

高考,一年一季,如期而至,举国关注,牵动万家!这里面有莘莘学子的努力拼搏,万千父母的望子成龙,授业恩师的佳音静候。怎么报考,如何选择大学和专业,是非常重要的事。如愿,学爱结合;或者,带着疑惑,步入大学继续寻找答案。

大学由不同的学科聚合组成,并根据各个学科研究方向的差异,汇聚不同专业的学界英才,具有教书育人、科学研究、服务社会、文化传承等职能。当然,这项探索科学、挑战未知、启迪智慧的事业也期盼无数青年人的加入,吸引着社会各界的关注。

在我国,高中毕业生大都通过高考、双向选择,进入大学的不同专业学习,在校园里开阔眼界,增长知识,提升能力,升华境界。高中生如何更好地了解大学,认识

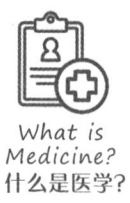
What is Medicine?
什么是医学？

专业,明晰人生选择,是一个很现实的问题。为此,我们在社会各界的大力支持下,延请一批在知名大学工作多年的老师,与我们共同策划、组织编写了"101计划"专业精讲丛书。这些老师以科学的角度、专业的眼光、深入浅出的语言,系统化、全景式地阐释和解读了"101计划"所包括的学科的学术内涵、专业特点,以及将来的发展方向和社会需求。

"101计划"作为教育部组织实施的本科教育教学改革工作计划,2021年12月率先在计算机领域启动,2023年4月在数学、物理学、化学、生物科学、基础医学、中药学、经济学、哲学等基础学科领域启动。"101计划"专业精讲丛书由各学科领域的知名专家撰写,致力于对各学科领域进行精练扼要的介绍,希望能够以此帮助准备进入大学的同学,让他们满怀信心地再次起航,踏上新的、更高一级的求学之路。同时也为一向关心大学学科建设、关心高教事业发展的读者朋友搭建一个全面涉猎、深入了解的平台。

综上所述,我们把"101计划"专业精讲丛书推荐给大家。

一是即将走进大学,但在专业选择上尚存困惑的高中生朋友。如何选择大学和专业从来都是热门话题,市场上、网络上的各种论述和信息,有些碎片化,有些鸡汤式,难免流于片面,甚至带有功利色彩,真正专业的介绍尚不多见。本丛书的作者来自高校一线,他们给出的专业画像具有权威性,可以更好地为大家服务。

二是已经进入大学学习,但对专业尚未形成系统认知的同学。大学的学习是从基础课开始,逐步转入专业基础课和专业课的。在此过程中,同学对所学专业将逐步加深认识,也可能会伴有一些疑惑甚至苦恼。目前很多大学开设了相关专业的导论课,一般需要一个学期完成,再加上面临的学业规划,例如考研、转专业、辅修某个专业等,都需要对相关专业既有宏观了解又有微观检视。本丛书便于系统地识读专业,有助于针对性更强地规划学习目标。

三是关心大学学科建设、专业发展的读者。他们也许是大学生朋友的亲朋好友,也许是由于某种原因错过心仪大学或者喜爱专业的中老年人。本丛书文风简朴,语言通俗,必将是大家系统了解"101计划"各专业的一个好的选择。

坚持正确的出版导向,多出好的作品,尊重、引导和帮助读者是出版者义不容辞的责任。大连理工大学出版社在做好相关出版服务的基础上,努力拉近高校学者与读者间的距离,尤其在服务一流大学建设的征程中,我们深刻地认识到,大学出版社一定要组织优秀的作者队伍,用心打造培根铸魂、启智增慧的精品出版物,倾尽心力,服务青年学子,服务社会。

希望"101计划"专业精讲丛书能够成为学生探索世界的

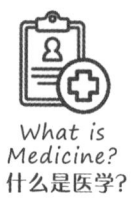

起点,激励他们在求知的道路上不断前行。我们也期待着这套书能够成为教师创新教学的工具,为我们的教育事业注入新的活力。

"101 计划"专业精讲丛书是一次大胆的尝试,也是一个有意义的起点。我们将不断努力,砥砺前行,为美好的明天真挚地付出。希望得到读者朋友的理解和支持。

谢谢大家!

苏克治

2024 年 8 月

自　序

医道之重

"医学，人之大事，死生之地，存亡之道，不可不察也"，这是模仿《孙子兵法》开篇，来强调医学的重要性。孙思邈在《千金方》自序中说"人命至重，有贵千金"，充分说明了生命的宝贵。现代社会中，一个人生命的起点和终点，即出生和死亡，一般都被动地发生在医院。并且，我们在人生之中的不确定时间，因自己或亲朋生病，也会与医学打交道。我们在婴幼儿时期懵懂，但长大后，每个形成正常认知和智识的人，或早或晚都会在生命中的某一时刻去主动了解医学——至少在其意识到自己生病的时候。所以说，人的整个生命过程都与医学相伴而行，不管是主动还是被动。尽

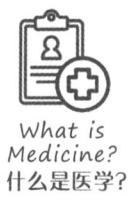
What is Medicine?
什么是医学？

管只有少数人以医学为职业——成为医生，但所有人都会是医学的医治对象或研究对象，即成为病人。人生除死无大事，在通向死亡的过程中，医学是我们每个人的必修课。同时，医学也从来不是个人的小事，而是人类的大事。

医为何事？

有一段"流行语"特别能凸显医学的价值："人生就像一串数字——健康是1，爱情、婚姻、家庭、财富、事业、名利、地位等都是后面的0。对于一个人而言，如果没有前面健康这个1，后面有再多的0都没有意义。没有健康，就没有一切，所有后面的0都是健康的外延和扩展，有健康才有希望和未来。"健康，就是由医学来守护的。

从本质上说，医学就是维持或修复健康、守护生命的学科或职业。医学是止损的，即防止生命和健康的消耗。

医学最初关注的是疾病及其治疗。而随着近代医学的发展，人们越来越认识到生物学等基础学科对医学的巨大支持作用，从而形成了基础医学。在对世界历史上大范围传染病流行的认识和对病因的深入研究中，人们总结出经验：与其病后救治，不如提前预防病变——由此发展了预防医学。随着时代进步，基础医学和预防医学都受到了重视并逐步发展，与临床医学一起成为医学的三大分支。内科中药物的发现与发明，外科中手术救治从大切口走向微创、从微创走向无创,推动了临床医学迅速发展。信息数据采集手段和数理统计的应用,使预防医学从个体预防走向群体预防。物理学和化学的渗透,使基础医学从宏观走向微观,达到基因甚至分子水平。如果说基础医学是对生命和疾病本质及规律的认识,偏于理论,预防医学与临床医学就是操作应用,偏于实践。而预防医学、临床医学的区别在于,一个以人群为研究对象,一个以病人为研究对象;一个采取措施对某个研究因素进行干预,一个以治病为目的,起到预防的作用;预防医学的防控对象是人群,而且常用"先手团控",消病于无形,临床医学每次治疗的对象是单个个体,多是等疾病发作才来治疗,是"后手点控"。

基础医学和预防医学对人类有巨大贡献,但似乎没有临床医学"光鲜"。现代医学正逐步发展为循证医学,从推动人类对疾病防治的角度来讲,临床实践需要基础医学和预防医学的研究成果加以指导;同时,医生也需要发现临床的新事实、参与推动健康生活方式,为基础医学和预防医学提供新的研究对象,进而实现基础医学、预防医学和临床医学三位一体式相互影响、相互渗透、相互扶持的格局。

医者何人?

医学发展的历史是无数有志者的奋斗史,更是人类自我救赎和互助的关爱史。

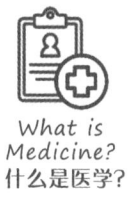

What is Medicine?
什么是医学?

小时候,我们被问起理想时,可能会闪过学医的一念。当医生能救死扶伤,学医是应然的一个备选项。

而今,医学教育已经完成从师徒式到学院式发展的跨越,在世界范围内有较为完备的医学教育体系和程序。医学不仅是一项崇高的职业,也是一项伟大的事业,每一位医者都需要广泛的学习和积累,并进行终生的探索与修炼。医者的仁心仁术在古今中外都备受尊敬,中国留下了西汉苏耽"橘井泉香"、东汉费长房"悬壶济世"、三国董奉"杏林春暖"等典故,以及孙思邈《大医精诚》的重要医学文献;西方留有《希波克拉底誓言》《纽伦堡法典》《赫尔辛基宣言》等伦理规范。医学不仅是解除病痛的实用技术,更是医者对病患的悲悯与大爱。

医向何处?

20 世纪,人类已步入原子能、航天、信息技术、生命基因时代,这是一个可以掌控微观、宇观,高能高速,数字化,改造生命的时代。在这种大背景的加持下,医学会走向何处?在 21 世纪的今天,我们比以往任何时候都更加坚信:医学会发展得越来越好。

以计算机、人工智能为例,它们是对人类大脑功能的成功模仿,其结果一方面会推进脑科学的深入研究,另一方面能辅助医护的诊断、治疗和护理等。

早在1977年,恩格尔提出的用生物-心理-社会医学模式代替以往的生物医学模式的观点,得到了广泛认同。疾病谱、病因谱、死因谱的变化,使得关注人的心理健康和社会功能也成为医学义不容辞的责任。在某种意义上,医学不仅要求真、求善,更要求美。

本书意图

本书从医学概说、医学的起源与发展、医学的分支、医学生的成长、医者的修炼、医学的未来六大部分进行了介绍,引领读者全面完整地了解医学。

今天,随着科学的发展、知识信息的增加,人类越来越有可能处于一种迷失的状态,这种迷失的状态与知识信息极度匮乏时的困惑有某种相似性。所以,"拨开云雾见天日",准确、简洁、完整地把对医学的认知奉献给读者,就是我们的目的和初心。因水平和眼界所限,鄙陋在所难免,还请读者见谅!

任守双

2024年8月

目 录

医学概说　001
医学的定义、学科性质及特点　001
医学的定义　002
医学的学科性质　004
医学的学科特点　005
医学的基本范畴　009
生命　009
发育与衰老　015
健康与疾病　019
死亡　030
医学观念和医学模式　034
医学观念　034
医学模式　039

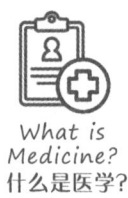

What is Medicine?
什么是医学？

043	**医学的起源与发展**
043	**医学的起源**
044	医学起源于人求食、救护的本能行为
044	医学起源于医、巫的合与分
045	医学起源于生活经验
045	医学起源于爱
046	**中国医学成就及代表人物**
047	先秦的医药学
049	秦汉三国时期的医学
050	两晋南北朝、隋唐、五代时期的医学
052	宋金元明清时期的医学
055	中国近现代医学
057	**西方医学成就及代表人物**
057	西方古代医学
060	中世纪、文艺复兴时期的医学
060	17—19世纪的医学
064	20世纪的医学
072	21世纪医学的发展趋势

医学的分支　073
医学分科与分类　073
医学分科　073
医学分类　075
基础医学　077
基础医学的形成与发展　078
基础医学专业的特征　081
基础医学展望及就业方向　082
预防医学　084
预防医学的形成与发展　084
预防医学专业的特征　088
预防医学展望及就业方向　089
临床医学　091
临床医学的形成与发展　091
临床医学专业的特征　093
临床医学展望及就业方向　094
基础医学、预防医学、临床医学的关系　094

医学生的成长　097
医学院的出现　097

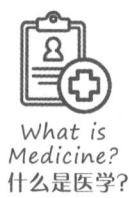

What is Medicine?
什么是医学?

097	**中国医学院的形成**
101	**西方医学院的形成**
104	**现代医学教育**
105	**中国现代医学教育**
110	**发达国家现代医学教育**

118	**医者的修炼**
118	**医院的出现**
122	**医生培养的三个阶段**
123	**在校教育阶段**
124	**毕业后教育阶段**
125	**继续教育阶段**
125	**医生实践**
126	**疾病诊断**
129	**临床决策与循证医学**
130	**治疗**
133	**沟通和职业精神**
135	**医生与科学家的双重身份**
135	**科研能力及创新能力培养**
138	**如何做好临床科学研究?**

医学奖项　140
    世界医学奖项　141
    中国医学奖项　143

医学的未来　145
    生命健康自我做主　145
    人类卫生健康共同体　146
        全病种预防　146
        全病程预防　146
        全生命过程预防　147
        全方位预防　147
    整合医学　147

参考文献　149

附　录　151
    附录1　"101计划"简介　151
    附录2　"101计划"牵头高校及参与高校　152
    附录3　"101计划"核心课程　156

后　记　164

医学概说

> 学不贯今古,识不通天人,才不近仙,心不近佛者,宁耕田织布取衣食耳,断不可作医以误世。
>
> ——裴一中

医学是一门技艺或技术,有操作或经验属性,是行为和实践;医学是一门学问或学科,有思辨或科学属性,是认知和理论。医学还是职业、行业、学业乃至事业。医学对人类的价值不言而喻,我们需要花时间深入地去了解、认识,才能更充分地应用它。

≫医学的定义、学科性质及特点

了解医学首先要从定义开始,进而认识它的性质,再到它区别于其他事物的特点,由浅入深、由表及里。

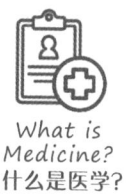

What is Medicine?
什么是医学?

>>> 医学的定义

从认识规律上看,人们认识一个事物,往往需要通过感官感知,形成知觉,再形成概念,这是一个从具体到抽象、从感性到理性的过程。通过文字阅读认识事物,往往首先需要对它的概念加以定义,揭示其内涵和外延,这是一种逻辑方法。但是我们知道,越是常见的事物、常见的词语,越难以定义,因为在不同的语境或场合,它们的内涵和外延有很大变化。比如最常见的"人"这一概念,到现在也难以有绝对公认的权威定义。另外,我们的经验显示,对微观细节把握越深的时候,往往对宏观总体把握越困难,所以越是普遍性的事物或概念,就越难以概括。医学正在越发成为独立的、庞博的知识体系,因此就越难对其给出完整、确切而又为人所公认的定义。定义会随着事物的发展而变化,也会随着认识的不断深入而变化。随着医学科学研究的不断深入,人们对医学的整体认识有所提高,医学的定义也会随之变化。因此,我们不妨从历史上一些较有分量的医学名家或百科全书中的定义入手,通过逻辑学上常用的下定义的方法(属加种差定义法),来认识医学,这也是我们后面给诸多概念下定义时的思考路径。

中国古代即有各种关于医学或医者概念的论述。有医家认为"医者易也""医者意也""医者艺也",说的是医学或医术是哲理思辨、观念理论及技术技艺。也有医家认为"医乃仁术",是说医学是治病疗伤、普救众生的仁爱高尚的技术或事业。还有医家认为"下医医病、中医医人、大医医国",比较重视医学的社会属性与社会功能,把医治疾病和保卫人的健康及国家的繁荣昌盛联系起来,不乏道理。有的医家则总结自己的亲身经验,指出:"夫医者须上知天文,下知地理,中知人事。"他们强调做一名好医生并非易事,必须有渊博的知识与丰富的社会阅历,方能全面地把握影响健康及导致疾病的环境、心理与社会因素,并据以辨证论治,使病人得以康复,使健康人免受疾病之苦。这些见解,值得我们深思与借鉴。

医学一方面被看作一门科学,另一方面被看作一门技艺。这两种观念都是正确的:就其研究方法而言,医学是一门科学;就其应用而言,医学是一门技艺。由此,我们得出下面两个定义:医学科学以研究疾病为对象;医术以维护和恢复健康为目的。

《科学技术辞典》(1962年版)对医学的解释:医学是旨在保护和加强人类健康、预防和治疗疾病的科学知识体系和实践活动。医学与自然科学和社会科学有密切关系,因为医学所研究的是与自然和社会联系着的人。

大英百科全书英文网站给出的医学定义:医学是与保持健康和预防或治疗疾病有关的实践。

百度百科中文网站给出的医学定义:医学是通过科学

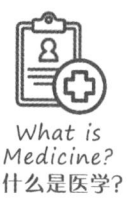
What is Medicine?
什么是医学？

或技术的手段处理生命的各种疾病或病变的一种学科,是促进病患恢复健康的一种专业。

上述各种关于医学的概念各有侧重和角度,可以帮助人们从不同视角和层次认识医学的本质属性。但是,有的定义不够准确,如将医学归属于纯自然科学;有的过于简单,概括欠全面。综合来看,医学定义应包括医学的性质、研究内容与任务三个组成部分。为此,本书建议采用的定义:医学是认识生命活动规律,保持和增进健康,预防、缓解和治疗疾病,促进人类实现身体、心理全面健康的科学知识体系与实践活动。

〉〉〉医学的学科性质

长期以来,人们一般认为科学分为三大部类,即自然科学、社会科学与人文科学。医学在其产生、发展的较长时期内一直被看作一门单纯的应用技术科学,被划归为自然科学的生物学范畴,理由是医学研究的对象是人,而人是生物体的一种。而且医学主要研究人的自然属性(如人体的结构、生理与病理等),并不研究人的生产关系、政治关系、立场观点等。

随着医学研究领域的不断扩大,自然科学与社会科学的汇通,以及综合科学、交叉与边缘科学的兴起,越来越多的医学家、科学家对医学的学科性质提出了不同的见解。

德国病理学家和社会学家微耳和①指出:"医学本质上是社会科学,而政治在某种意义上也是医学。"曾在德国、美国从事医学史及社会保健事业研究的西格里斯特②明确表示:"当我说与其说医学是一门自然科学,不如说它是一门社会科学时,曾不止一次地使听众感到震惊。医学的目的是社会的,不仅是防治疾病,使某个机体康复,而且还要使人得到调整,以适应它的环境,成为一个有用的社会成员。为了做到这一点,医学经常要用科学的方法,但是它的最终目的仍然是社会的。"针对长期以来人们对医学社会科学属性的忽视,上述学者提出了鲜明的代表性观点,有其历史背景与道理。

强调医学具有自然科学与社会科学的双重属性,符合现代医学整体网络化与社会化的发展现状,适应现代生物-心理-社会医学模式的发展趋势,对加深医学本质的认识、推动社会医疗卫生事业的发展、动员大众参与社会卫生保健,具有极大的社会意义。

〉〉〉医学的学科特点

医学是一门古老的科学,它与所有学科一样都有历史

---

①微耳和(Rudolf Virchow,1821—1902),德国病理学家,细胞病理学说的创立者。1858年出版了重要著作《细胞病理学》,被誉为"病理学之父"。
②西格里斯特(Henry Ernest Sigerist,1891—1957),医学史家,曾先后主持过莱比锡医史研究所和约翰斯·霍普金斯大学医史研究所,极大地推进了医学史的研究。

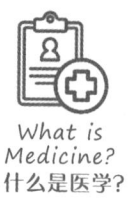
What is Medicine?
什么是医学？

性。医学的历史性体现在连续性和继承性上，正如牛顿所言："如果我所看的比笛卡儿远一点，那是因为我站在巨人的肩膀上。"作为一门学科，医学以人为研究对象并直接服务于人，应对生死，其重要性、价值性是其他学科无法比拟的。人具有自然属性、社会属性、精神属性，这决定了医学既有自然科学的客观性，也有社会科学的社会性。同时，医学与许多其他学科一样，是一门实践性、经验性、应用性非常强的学科，医学知识的积累有赖于医生的医疗实践活动、临床经验的积累或科学实验的积累。因此，医学生成长为医生，需要增加实践机会，以锻炼其观察能力、判断能力、分析能力以及动手能力。经验泛指由实践得来的知识和技能，可能还包括所谓的默会知识，又称内隐知识。一个优秀的医生永远需要积累、总结、丰富和提高自己的临床实践经验。下面主要说明医学的其他几个突出特点。

>>>> **复杂性**

人的生命活动是一个极其复杂、奇妙的过程。人体的结构与功能、局部与整体、微观与宏观、兴奋与抑制、刺激与反应、平衡与紊乱、损伤与修复、遗传与变异等，皆反映出生命活动的复杂性，充满着对立统一的辩证发展过程。此外，在人群之间具有共性的同时，种族、个体之间的差异又无疑增加了复杂性。生命现象的这种复杂性，使人类至今仍不能真正完全地认识自身，许多领域如对脑、基因的认识等，还有待未来医学工作者的接续努力。医学还有一个重要特点是,医学研究或医治的对象是人,人有自主意识和目的性,其是否依从医生,还在于其相不相信医生的判断和结论。

医学的复杂性还表现在影响人类健康的因素和各种疾病的变化上。比如,影响健康的因素有物理的、化学的、生物的、遗传的、社会的、心理的等,这些因素在日常生活中无处不在。此外,难以确诊和无法治愈的疾病数量也很多。因此,一个医学工作者必须充分地认识医学的复杂性,以及从事这一领域工作的艰巨性。

>>>> 综合性

医学对象是人这一自然系统及人群这一社会系统。对象的复杂性及疾病成因的综合性,使医学可以或者必须综合当今各类科技成果为己所用。今天,医学问题往往借助多学科的思路、知识、方法、技术才能得以解决。这一点也在数学、物理、化学、生物学,乃至宇航科学技术对医学提出的问题或支撑上得以体现。

>>>> 理论性

医学不是一种简单的技术,作为一门科学,它具有很强的理论性。在古代,医学理论的建立是在医学实践经验不断积累的基础上,借助哲学思想所搭成的框架而形成的,具

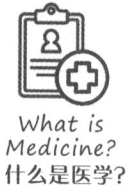

有很强的哲理性。近代以来,由于实验医学的飞速发展,人类对自身的生命活动和疾病过程的认识更加深入。人们从临床观察、动物实验、社会调查等实践中获得经验事实材料,又对这些材料进行加工,使感性材料上升为理论,从而对人体与环境、生理与病理、健康与疾病、治疗与预防等有了更丰富的知识积累,并逐步形成了不同于古代的、系统的现代医学理论体系。现代医学理论揭示了人体和疾病的本质和规律,对医疗实践活动具有重要的指导作用。

>>>> **伦理性**

医学的服务对象是人,而人是具有伦理道德的高级动物,因此医学不可避免地具有伦理性的特点。医学的伦理性主要表现在两个方面:第一,表现在医生的职业道德和对人、生命的看法上。医术乃仁术,医生的职业乃高尚的职业。在中国,历代医家对医生的道德修养都有精彩的论述,如唐代孙思邈所著的专论医德的名篇《大医精诚》写道:"人命至重,有贵千金。"在西方,古希腊的《希波克拉底誓言》,也是对医生道德修养的重要论述,影响了西方医学2 000多年的发展。第二,表现在人们对一些医学理论、医学观念和新的医学技术应用的看法上。比如,克隆技术至今仍未得以应用,就是因为其具有诸多伦理问题。医学的伦理性告诫我们,只有高度重视对医生的道德修养和伦理教育,才能令医生更好地发扬救死扶伤的人道主义精神。

>>>> 审美性

如今,医学的审美性也越来越明显。外科手术中的微创或无创,先天畸形或意外伤残的修复,除了追求结构或功能的正常,也追求美观。同时,美容医学出现并成为一项极具影响力的医疗产业,也说明医学真正做到了对真善美的追求和实践。

>> 医学的基本范畴

生老病死是医学中最常遇到的词语。医学的基本范畴,是指较为宏观的概念,统领各个分支领域的基本概念。

>>> 生命

生命是什么?这是一个科学的也是一个哲学的问题,也曾是科学与宗教的争论焦点。1953年,美国芝加哥大学研究生米勒在导师尤利的指导下完成了米勒-尤利实验,首次在实验室内模拟原始地球还原性大气中的雷鸣电闪,从无机物中合成出有机物,特别是多种组成蛋白质的氨基酸,以论证生命起源的化学进化过程,这是生命起源研究的一次重大突破。后来,科学家仿效米勒的模拟实验,合成出大量与生命有关的有机分子。1953年DNA双螺旋结构的发现,开启了分子生物学的篇章,后续的相关成就使生命研究有了突破性进展。目前生命的分子机理、机制虽不完善,但

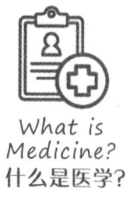

What is Medicine?
什么是医学？

与其密切相关的一套假设和说明，使人类在理解生命及其起源，理解人体的结构功能，人类智力，乃至理解人类社会等方面都有了新的期待，也引领了生物技术革命，对生产实践起到了重大作用。

》》》生命的定义及生命观

恩格斯在《反杜林论》中给出的定义：生命是蛋白体的存在方式。

《大英百科全书》给出的定义：生命，有生命的物质，本身具有反应能力、生长、代谢、能量转换和繁殖等属性的物质。

《医学伦理学》给出的定义：生命是自觉和理性的存在，是生物属性和社会属性的统一体。

现代生物学正在采用科学术语解释过去被认为是神奇的生命，可以期待未来能给生命下一个更准确、更科学的定义。

生命观，是人们对生命总的或根本的观点，是对包括人类自身在内的自然界生命的一种态度。生命在于运动，是18世纪伏尔泰提出的观点。生命运动是高级的物质运动形式。蛋白体是生命运动的物质基础，生命运动是蛋白体的固有属性和存在方式。生命运动包括微生物、植物、动物运动；就人体生命运动来说，包括机械运动、物理运动、化学运动；既包括宏观的感觉运动、躯体运动、神经运动、思维运动和社会运动，又包括微观的细胞运动、分子运动等诸多运动形式。从人类历史发展整体来看，生命观反映着人类对自身的认识程度和社会的文明程度。生命观也促进医学科学和职业的产生和发展。

生命神圣观 生命神圣观认为生命神圣不可侵犯，具有至高无上的价值。离开了生命，世界上万事万物就失去了存在的意义。在人类社会早期，人们意识到生存的艰难，产生了生命宝贵的生命神圣思想，珍重生命有利于人类的生存和发展。

生命独特观 生命独特观认为生命是特殊的存在，具有特殊的存在价值。生命独特观包含三个层次：一是生命现象对非生命现象的独特性。生命现象的出现是物质世界演化的奇迹，是对非生命现象存在方式的根本性超越。二是人类生命对其他生命的独特性。马克思曾经说过：动物只是按照它所属的那个种的尺度和需要来建造的，而人懂得按照任何一个种的尺度来进行生产，并且懂得处处都把内在的尺度运用于对象。人是有意识的类存在物，而动物则是无意识的个体存在物，人具有其他生物所没有的认识和改造世界的能力。三是人类个体生命相对于其他人类个体生命的独特性。每个生命存在都具有唯一性、独特性和不可替代性，每个人的生命无论是肉体还是精神都有不同

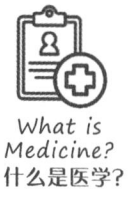

于其他生命的特殊性。所有人类的个体生命都是地球上唯一的存在个体,应该被热爱和敬畏,因为个体生命是创造所有可能性的基础。

生命超越观 生命超越观认为人类生命是一种超越的存在。生命超越观有两层含义:一是生命对物质世界的改造和超越。生命能够通过实践活动完成对客观世界的改造,并创造出世界上没有的东西,从而达到影响和改变客观世界并满足人类需要的目的。二是人类生命对自身的超越。生命从来就不满足于自身存在的现状,它会通过生命本身的实践活动不断超越生命存在的现实,提升生命存在的价值,以其超越性不断更新生命存在的内容和方式。存在不是生命唯一的和主要的目的,超越才是生命的本质所在。

生命观包含对生命价值的讨论,人的生命至高无上、不可侵犯。人的普遍意义是有理性或有自我意识的动物,是具有生命价值表现的高级动物,有其物质价值、精神价值、人性价值。表现为,人是创造物质财富和精神财富的主体,是历史的主体。精神价值即生命的心理学价值。生命的保持是某些个体或群体的一种心灵的慰藉和精神的寄托。人性价值即生命的道德价值。既要讲精神价值,也要讲物质价值和人性价值;既要讲目的价值(固有价值),也要讲技术价值(工具价值);既要讲贡献(部分)价值,也要讲终极(整体)价值。解决这些矛盾的办法是按系统论的最优化原则进行价值分析,用最小的损失或代价,取得最大的效益。

》》》生命的标准

生命是从什么时候开始的?关于这一问题,学术界有两种标准:个体标准(生物学标准)和承认、授权标准(社会学标准),分别强调生物存在和社会存在两个方面,而这两种标准也区别了生命神圣论与生命质量论的界限。

个体标准(生物学标准) 早期说认为,受精卵的形成就是生命的开始,或妊娠第八周可以发现胎儿的脑电活动时即为生命的开始。既然有人把死亡的标准定为大脑的死亡(脑电波及其他反射的消失),那么人的生命开始的标准便是脑电波的出现。晚期说把生命开始定为胎儿发育的晚期,即有了活力之后,或直到分娩才是生命的开始。

上述个体标准(生物学标准)的说法,有其科学根据和真理性。但个体标准(生物学标准)也不是完全正确的,脱离了子宫的婴儿有了自主呼吸和吃喝消化能力,有了一定的生活力,可是对母亲还有很大的依赖性。尤其人是一种社会性的高级动物,正如死亡的时间也不能只从生理学或其他科学数据来确定一样,生命开始的时间不能只从生物学的、遗传学的、胚胎学的或其他科学数据来确定,而必须对人的生物和社会属性统一加以衡量和考察。

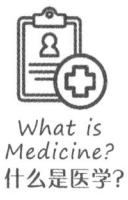
What is Medicine?
什么是医学？

承认、授权标准（社会学标准）　亲属标准说认为，胎儿必须得到父母和社会的接受才算生命开始。作为社会存在的人，除了生物学方面的特性，还有政治、经济、文化、宗教等方面的特性，仅以生物学标准作为生命开始是不妥的。母子关系是一种社会关系，它取决于母亲的作用，所以说母亲是承认、授权标准（社会学标准）中亲属标准说的关键人物，但也离不开社会对新生儿的承认和社会对母亲这一权利的保护。

该标准认为，胎儿的权利来自社会承认。因此，只有社会授权，生命才算开始。格林有一个授权标准：人们的同情能起作用的；某一特定人物的兴趣能起作用的；一般来说，理性人物的道德标准能起作用的。代理人有了这三重标准，就被允许授权给新生儿，但对八周以内的胎儿无效。

复合标准　复合标准着重解决片面强调生物存在或社会存在的问题，认为人的生命开始要根据生物的、生理的和文化的因素综合判断。该学说并未具体论述生命开始的细节，认为受精卵并不具有完全的价值，但也属个体生命存在的象征，同时指出大脑活动应视为生命的开始。

生命何时开始的问题是胎儿的权利与价值问题。生命存在有二重性，胎儿的权利价值也有二重性。

发育与衰老

发育与衰老作为相对立的两个词,构成一对矛盾,一个代表进化,另一个代表退化,可以相互印证。

发育的定义

发育有一个近义词:生长。在生物学中,生长是指一个有机体中细胞尺寸的增大和数量的增加,是身体各器官、系统的长大,是量的改变;发育是指细胞、组织、器官和系统的分化完善与功能上的成熟,是质的改变。两者既有区别也有联系,生长是发育的基础,而发育是生长积累后的质变。

生长发育的机理

细胞分裂 一个发育中的有机体大小的增加和形状的变化主要取决于组成个体的细胞数量的增加、尺寸的增大,以及细胞的成熟过程。细胞数量的增加是通过一种叫作有丝分裂的精确细胞复制机制而产生的。在有丝分裂期间,携带遗传物质的染色体在细胞核中被复制,然后成倍的染色体被精确地分配到两个子细胞中,每个染色体的类型被均匀地分配到两个子细胞中。

细胞分化 细胞分化是基因差异表达的结果。基因表达的系统性调控使不同种类细胞出现特异的蛋白质,表现出差异的形态结构,实现不同的生理功能。细胞分裂和细胞分化是受精卵发育为个体的关键,是胚胎发育的核心和

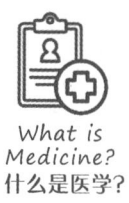

基础。经过分裂,细胞数量增加;经过分化,产生不同类型的细胞。各型细胞组成不同的组织、器官、系统和生物体。

图式形成 胚胎细胞形成不同的组织、器官,构成有序空间结构的过程称为图式形成。发育过程中,胚胎细胞的行为受到高度调控,使其在正确的空间位置上形成特定的结构。在动物胚胎发育中,最初的图式形成主要涉及胚轴形成及一系列相关的细胞分化过程。

形态发生 形态发生是胚胎发育过程中组织器官和机体形态结构的形成过程,通过细胞差异生长、细胞迁移、细胞分化、细胞识别和黏附、细胞增殖和凋亡实现。整个过程都受基因系统调控,也受环境因素影响。

生长发育是幼体成熟、体积增大的阶段,机体生长主要通过细胞数量增加实现,同时细胞体积增大。此外,大量细胞外基质被分泌出来并导致细胞外空间容积增大。在动物界,动物过了幼年期后,生长完全停止。总体型和器官大小的限制很可能是由遗传机制确定的。限制有机体生长的因素尚不清楚。

》》》 衰老的定义

衰老与生长发育是一对矛盾的概念。衰老是一个自发的、渐进的、必然的自然过程。如无意外早亡,老年将是人生的一个重要阶段。那么,衰老及其本质是什么?

从生物学角度来讲,衰老是生物有机体随时间推移的变化过程,表现为结构、形态和机能进行性衰退,生理和心理对环境的适应性和抵抗力进行性衰退,逐渐趋向死亡的现象。衰老这种退行性变化是生物机体性成熟以后逐渐加速的、持续且不可逆的一种发展过程,是一个不可抗拒的自然规律。

衰老可分为两类:生理性衰老和病理性衰老。前者指成熟期后出现的退化过程,后者指由于各种外来因素(包括各种疾病)所导致的退化过程,但实际上两者很难区分。

科学家研究发现,哺乳动物的自然寿命是生长期的5~7倍。根据人类20~25年的生长期来计算,自然寿命应当是100~175岁。但受内在和外在的多因素影响,人体内部或与外界交互发生失衡,产生病理变化,促使生理性衰退现象提前发生,难以达到如此理想的寿命。同时,社会因素、精神因素以及经济状况等对人的衰老也会产生极为重大的影响。

▶▶▶▶ 衰老的机理

科学家很早便开始从自然生物学角度以及不同侧面探索衰老的机理。尽管近年来相关专家从细胞生物学、分子生物学、免疫学、生物化学、生物工程学等多种途径入手,在衰老机理及抗衰老措施的研究上取得了很大进展,但衰老是一个多因素共同作用的过程及结果,多种机理在其中发

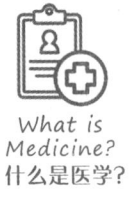

生作用已成为研究共识。人类衰老的机理有遗传程序学说、免疫学说、活性氧自由基学说、交联学说等学说。

遗传程序学说 此学说认为生物体内存在一种自毁程序,一旦基于某种原因而启动,衰老直至死亡的过程便开始发生。但是许多事例表明,一些外在因素可以使细胞的调节基因和结构基因发生原发性变化,导致细胞内蛋白质合成机能减退,个别细胞死亡,从而使机体的功能性基因丧失,基因表达不稳定,机体自稳状态失调。一旦这些变化超过了机体本身的修复能力,衰老便必然发生。

免疫学说 在研究衰老的过程中,相关专家发现免疫机能会随增龄而改变,主要表现为随着年龄的增加,细胞免疫功能减退,体液免疫不足,而自身免疫却相对增高。相关研究表明,人类白细胞抗原(HLA)基因复合体与衰老有密切关系,在免疫反应与自身稳定中占有重要地位。HLA广泛分布于各类有核细胞表面,其生物学意义除调控移植排斥反应之外,还参与调控机体的总免疫应答,并与某些疾病的发生产生密切关系。

活性氧自由基学说 活性氧(ROS)自由基是指带有未配对电子的原子、原子团或离子。这些物质是细胞代谢过程中不断产生的具有高度活性的物质,对自身有损害作用。活性氧自由基学说的主要论点是体内的氧自由基产生过多时,会引起不饱和脂肪酸氧化而成为超氧化物,从而产生脂褐素。在生物体内常见的氧自由基中,羟基自由基为最强的自由基,可迅速引发脂质过氧化。超氧阴离子自由基都不活泼,可以使脂质过氧化发生的范围扩大,而脂质过氧化会导致细胞老化和老年性疾病。

交联学说 在探讨衰老的物质代谢基础上,有人强调大分子物质之间交联作用的影响。即在DNA的半保留复制过程中,一些具有强大交联作用的物质(交联剂),取代了原来较为疏松的氢键连接,使螺旋键难以解开,阻碍了DNA复制过程的正常进行,从而引起衰老。

以上主要论述了衰老的遗传基因决定论和损伤蓄积论。前者强调了先天的遗传因素,后者则强调了后天的损伤因素,两者可分别亦可共同造成机体衰老。但事实表明,除上述两种因素外,社会因素也是导致衰老的重要原因之一。

健康与疾病

健康与疾病作为相对立的两个词,构成一对矛盾,代表着两种相反的生命状态,同样可以相互印证。

健康的定义及健康观

健康是医学的根本目的。那么,健康是什么?如何判断是否健康?长期以来,由于健康具有宏观性、动态性、整体性和复杂性的特点,因此对这一问题的回答众说纷纭。

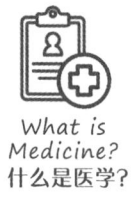

What is Medicine?
什么是医学？

1948年世界卫生组织(WHO)曾对健康做出过定义，后来于1978年在苏联召开的国际初级卫生保健大会上制定了《阿拉木图宣言》，旨在为各国政府提供服务。该宣言称，健康乃是一种在身体上、精神上和社会适应上的完好状态，而不仅仅是没有疾病，是一项基本人权，实现尽可能高水平的健康是重要的全球目标，其实现需要许多除了卫生部门以外的其他社会和经济领域的行动。从广泛的形式来看，医疗实践，也就是促进和保持健康，与这一目标有关。

健康观，是人们对健康总的或根本的看法与观点，是人们从生命活动的根本规律和总的特征出发，对健康现象的高度概括。回顾历史，人类对健康的认识大抵经历了四个阶段，这四个阶段既有区别，也有某种相继关系，呈现出演进的趋势。

传统医学健康观 希波克拉底①在毕达哥拉斯学派和恩培多克勒哲学思想的影响下，以当时流行的水、气、火、土四元素构成万物的学说为指导，创立了四体液病理学说，从而建立了希波克拉底健康理论。四体液病理学说认为人体存在四种体液，即血液(生发于心)、黏液(生发于脑)、黄胆汁(生发于肝)、黑胆汁(生发于脾)。强调人体健康受先天、营养、环境诸因素影响，人与自然的和谐统一是人体健康的重要条件。这与

---

① 希波克拉底(Hippocratēs，约前460—前377)，古希腊医师，西方医学奠基人，提出"四体液病理学说"。

我国古代用"阴平阳秘,精神乃治;阴阳离决,精气乃绝""正气存内,邪不可干""邪之所凑,其气必虚"这种阴阳、正邪的矛盾对立统一观点解释人体健康的健康观,有异曲同工之妙,都强调人体内部、人与自然、人与社会环境的和谐统一。虽显朴素,却有整体、辩证的思维值得借鉴。

生态学健康观　17世纪以后,显微镜开始应用于医学。各种病原微生物的发现驱使人们从生态学的角度去认识生命和医学,一时间细菌说独领风骚。由此诞生的生态学健康观认为,健康乃是致病因子、宿主、环境三要素的一种动态平衡状态,但更强调致病因子的作用和其在三者关系中的地位。

随后,社会医学家们在此基础上进行研究,进一步指出行为因素的影响要比环境因素的影响更重要。莫里斯提出了社会生态学健康观,强调个人行为、宿主及环境三因素的协调,才使机体处于健康状态。社会生态学健康观的建立,是对生态学健康观的发展,是认识上的进步,但仍然有其局限性,还不能够切中健康的实质。

生物学健康观　19世纪中叶,生物医学研究得到长足发展,拓展了人们对健康的认知。德国学者施莱登[①]和施旺[②]确

[①] 施莱登(Matthias Jakob Schleiden,1804—1881),德国植物学家,细胞学说的创立者之一。
[②] 施旺(Theodor Schwann,1810—1882),德国动物学家,细胞学说的创立者之一。

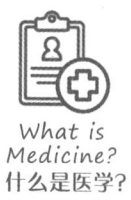

What is Medicine?
什么是医学?

立了细胞学说;微耳和提出了细胞病理学说;20世纪30年代坎农①提出内稳态学说;1936年塞里首创了应激学说等。这些理论影响着学术界,诸多医学著作中出现了一系列有关健康的定义。有代表性的诸如"健康就是生物学上的适应""健康就是机体处于内稳态""健康就是正常的功能活动""健康必须具备自感良好、无器质性疾病"等。

生物学健康观的种种观点,虽有其进步性和科学性,但如同生态学健康观一样,都属于消极的健康定义,仅从个体生物性范畴解释和认识健康,不够全面。

整体健康观 上述消极的健康定义忽视了一个根本性的问题,即人作为社会生物,其生命活动除生理活动外,还包括极其复杂的心理活动和社会活动。而且人体不是一个封闭系统,而是一个有机开放系统,必然要与外界环境,包括自然环境和社会环境,进行物质、能量和信息的交流,从而维持正常的生命活动。随着社会医学和整体医学的发展,大量资料证明健康除防治疾病外,更重要的是整体保健因素,启示人们要特别关注环境与生活方式对健康的重要影响,注重把人的健康放在环境的大背景中加以考察,这是一种倡导人们自觉把握健康的积极健康观。

健康观包含对健康价值的讨论,健康对生命的价值是显

---

①坎农(Walter Bradford Cannon,1871—1945),美国生理学家,内稳态学说创立者。

而易见的。目前对健康观存在两种理解角度：一是健康的物质价值，有形的、反映健康对社会物质财富生产所起的积极作用；二是健康的精神价值，无形的、反映健康对社会精神生产发展，以及对人类自身发展所产生的深远影响。

>>>> **健康的标准**

凡称健康，必须达到相应的标准。世界卫生组织明确了健康的定义，也就划定了健康的标准。但是，这个标准毕竟概括而笼统，无法满足医疗实践和卫生保健的目标与要求。总体来看，当前常把健康标准分解为躯体健康标准和心理健康标准两种。

躯体健康标准

- 精力充沛，对担负日常生活和繁重的工作不感到过分紧张和疲劳。
- 善于休息，睡眠良好。
- 应变能力强，环境适应能力强，乐观、积极、乐于承担责任。
- 身高、体重标准，身体匀称，发育良好，副性征完善。
- 视力正常，眼睛明亮，嗅觉灵敏，耳聪，五官端正。
- 头发光泽，无头屑。
- 肌肉丰满，皮肤富有弹性。

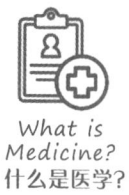

What is Medicine?
什么是医学?

- 牙齿清洁,无龋齿,无疼痛,牙龈颜色正常,无出血现象。

- 能抵抗一般性疾病。

- 脏器无异位,无功能和结构上的改变。

心理健康标准

- 人格完整,自我感觉良好,情绪稳定,积极情绪多于消极情绪,有较强的自我控制能力,能保持心理平衡,自尊、自爱、自信,有自知之明。

- 在自己所处的环境中,有充分的安全感,且能保持正常的人际关系,能受别人的欢迎和信任。

- 对未来有明确的生活目标,切合实际,不断进取,有理想和追求。

美国心理学家马斯洛等认为心理健康应达到十条标准:有充分的安全感;充分了解自己,并能对自己的能力做恰当的估计;生活目标与理想切合实际;不脱离周围现实环境;能保持人格的完善与和谐;具有从经验中学习的能力;能保持良好的人际关系;能适度地发泄情绪与控制情绪;在不违背集体意志的前提下,有限度地发挥个性;在不违背社会道德规范的情况下,能适当地满足个人的基本要求。

疾病的定义及疾病观

疾病是与健康相对的概念,同样是医学范畴中最基本的宏观性概念之一,是医学抗争的对象。那么,什么是疾病?如何认识疾病?

随着科学的发展和社会的进步,人们对疾病的认识越来越深入。由于疾病现象过于复杂,表现形式纷繁,病因多样,给疾病下一个确切、简洁、概括的定义并非易事。疾病的定义要能够显著区别于健康和亚健康,能全面地反映疾病的机体变化表现和一般过程,要有病因上的说明,以最少的文字来揭示疾病的实质。

基于目前的认识水平,比较全面和科学的疾病的定义:"疾病是机体在一定条件下,经致病因素(内、外环境因素)作用,在一定部位或层次发生了结构、功能和代谢异常改变后,表现为症状、体征或一组症状(综合征)的一种复杂而又有一定表现形式的病理过程。"

疾病观,就是人们对疾病总的认识和看法。科学的疾病观就是用现代科学的手段、理论、成果来探索、认识、揭示疾病的本质及其发生、发展的规律。对于人类进一步认识疾病、战胜疾病有着非常重要的指导意义。

发展、整体、辩证的疾病观 人们对疾病本质的认识,是随着历史的演进、生产力的发展和科学技术的进步而不

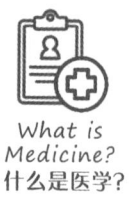
What is Medicine?
什么是医学?

断加深和完善的,同时也受到哲学思想的深刻影响。

疾病与人类共存。巴甫洛夫说过:"自有人类,就有医疗活动。"古人类病理学研究史料充分证明了远古的人类即患有很多种疾病。但人类对疾病本质的认识,经历了漫长的由表及里、由片面到全面、由蒙昧到科学的认识过程。公元前5世纪,希波克拉底创立的四体液病理学说对古代医学的发展起了重大的促进作用。18世纪末19世纪初,自然科学发展迅猛,物质不灭定律、进化论、细胞学说的建立,促使组织学和微生物学应运而生。德国的病理学家微耳和创立了细胞病理学说,指出:"疾病的本质在于特定细胞的损伤。疾病是致病刺激物(包括体液因素)直接作用于细胞的结果。因而疾病具有严格的定位。疾病过程在于细胞内三种活动的障碍(营养障碍、机能障碍、生长繁殖障碍)。"细胞病理学说强调生命过程的物质基础,重视形态学的研究方法,并以大量的形态学资料代替对疾病本质的主观臆测,是第一种试图科学地解释疾病本质的病理学理论。

随着分子病理学、免疫病理学、分子生物学的飞速发展,人们对疾病的本质有了更深刻的认识,从而逐渐形成了现代的疾病观。

- 疾病是有机体生命活动过程中一种特殊的运动形式。

- 疾病是在一定的条件下由某种致病因素作用而引起

的机体反应。

- 在引起这个反应的过程中,始终贯穿着损害与抗损害的矛盾斗争。
- 这种矛盾和斗争表现出机体的组织器官的功能、代谢和结构上的病理变化,以及机体与外界协调的障碍。
- 疾病的表现复杂多样,有共性也有特殊性。
- 疾病是一个发展过程,而非静止、不变和孤立的改变。
- 疾病存在从量变到质变的演化过程。
- 疾病病种和疾病谱在改变。
- 疾病是可知与可治的。

以上发展、整体、辩证的疾病观,有助于我们科学、系统、多层次、多侧面地认识疾病这一极为复杂的现象并把握其本质,从而推动医学的发展,造福于人类。

社会医学的疾病观　疾病观不仅限于生物学范畴,还受到社会文化诸因素的影响。例如,南美洲流行的皮肤变色螺旋体病本是一种传染病,但受到民族习俗观念的影响,病人皮肤蓝染竟被视为光彩和荣耀的事,享受结婚优势;汤加人以肥胖为美;麦卡勒人甚至把腹泻和咳嗽当作正常习惯。社会因素是致病因素中重要的一环,与疾病本身息息

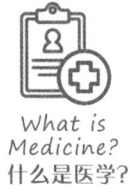

相关。即使是主要由生物因素致病的某些疾病，也总是与人的社会性中的某些特点密切相关。国内有些学者将生物因素与社会因素致病的关系归纳为三种情况：社会因素直接影响生物因素而致病，如由于化学药物和抗生素的广泛应用，引起某些病毒、细菌等微生物的抗药性变性等。社会因素通过生物因素而致病，如饥荒、营养不良能导致结核病、佝偻病、软骨病的蔓延；饮用水不洁，易引起传染病的流行等；"鸡血疗法"可成为一种致病因素，即医源性疾病。有许多疾病完全是由社会因素引起的，如酗酒、吸毒、吸烟、性交易引起的疾病以及社会精神病学范畴的各种疾病等，单纯的生物学手段是无能为力的。

现代研究表明，许多心身疾病乃至个人的人格发展，都受到社会文化环境和风俗习惯等的直接影响。由此可见，只有同时重视生物因素和社会因素两个方面的影响，才能有效地认识、预防、战胜疾病，提高人类的健康水平。

>>>> **疾病的分类及疾病谱**

疾病分类是现代医学的一个非常重要的课题。疾病分类不同于医学分类，它是一个具体的、实践性很强的问题。其原则是：准确反映出该病的特点；有利于对该病的诊断、治疗、预防；简明扼要，有较强的实用性和易操作性。

科学的疾病分类是在疾病本身的特点和固有表现形式的基础上，人类对疾病的主观能动认识，反映了人类对疾病的总体认识程度和研究水平。在疾病分类上，较多采用的分类方法有病因分类法、解剖系统分类法、按病原体原始寄生部位分类法（格氏分类法）、综合分类法（将病因学、形态学、机能学，以及免疫、机能、体质状态、遗传因素等综合在一起，力求能准确地反映出疾病的性质、状态，是使用较多的一种分类方法）及中医的按"证""病"分类法等。随着现代医学的发展，人们发现有些疾病很难分类，如白塞氏综合征、特发性范康尼氏综合征等可见于几个疾病分类系统。而一些医源性疾病、病因不明的疾病又很难确定归属。同时，随着人们对疾病的再认识，某些疾病的分类亦不是固定不变的。因此，国际卫生组织确定每10年修订一次对疾病的分类。

疾病谱是指人们用统计学的方法来研究疾病在人群中的发病率和死亡率及其排列的先后顺序。不同的历史时期、不同的国家、不同的社会制度、不同的民族、不同的生活习俗，其疾病谱不尽相同，甚至相去甚远。美国卫生和公共服务部曾将致病因素分为四类：保健服务制度因素（医疗费用，服务方式、方法等），生活方式和行为因素（吸烟、摄入脂肪过多、缺乏体力活动、性格因素等），环境因素（"三废"污染、辐射、噪声等），人类生物学因素（遗传、免疫缺陷等）。

我们从许多疾病谱上可以看到这四种因素在不同历史时期、不同发展程度国家、不同人群中对疾病的影响是不同的。而且，随着社会的进步和科技的发展，疾病的构成及致

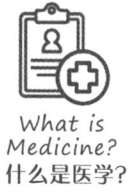

病原因亦会发生很大的变化,新的病种会不断涌现。通过对疾病谱的系统研究、分析、比较,我们可以得到以下几点认识:生产力的发展、人民生活水平的提高,是健康水平提高的首要因素和前提;社会因素,如经济条件、劳动状况、卫生环境、风俗习惯、文化水平、道德伦理观念、战争、动乱、生活方式、个人行为等在致病原因中所占位置越来越重要;疾病谱是随着时代的发展而不断变化的,人们对疾病本质的认识在长期的科学实践和医疗实践中会不断得到纠正、补充。

综上所述,研究疾病谱不仅有助于我们制定科学的卫生政策,建立健全医疗保健制度,还有助于深化我们对疾病本质及其发生发展规律的认识,从而实现预防和治疗疾病的目的。

》》死亡

死与生是一对矛盾的概念。生是死的起始,死是生的终结。但死亡到底是怎么一回事,活着的人很难回答,又不能回避。我们主要从生物学或医学的角度来探索死亡的问题,可能或多或少会涉及哲学生死观。认识死亡,重视死亡权利,从而提高生存质量,是现代医学的重大课题。

》》》》死亡的定义及死亡观

死亡是维持一个有机体的所有生物功能永久的、不可逆转的停止。死亡是一个不可避免的、普遍的过程,最终发生在所有的生物体内。这可以作为现代人对死亡的一个定义。

但其实，没有任何人能够直接感受到死亡，活着无法体验，死后无法言说，故而，人们对死亡的认识也就难以建立在自我体察的基础上。死亡对观察者而言的外在性，使得死亡无法被确切把握，其体验感永远是个谜。无论如何，死亡都是一种真实、具体、不同形式的间接经验。正因为死亡难以定义，难以上升为精确的科学，所以它是宗教和哲学探讨的永恒课题。

孔子告诫弟子："未知生，焉知死。"伊壁鸠鲁有一段论述："当我们存在时，死亡不存在；死亡存在时，我们就不存在了。"海德格尔曾说，人之"生"与"死"并非人生的两个端点，而是交织在一起密不可分的。死亡是人类永恒的宿命。

人类对死亡的认识是渐进的。人们最早认识死亡是从生理学的角度，起初，人们以为一个人不会动就是死了；后来，人们发现没气（呼吸）了才是死；再后来，人们意识到心脏停止跳动才是死；而现代医学则以脑死亡作为人死亡的标志。

死亡观是人们对死亡总的认识、看法和态度。在人类发展的早期阶段，由于社会生产力和人类思维能力低下，人类尚不能对死亡做哲学的思考，甚至不能从自身的角度和自然的角度来看待死亡，这就使人类的原始死亡观普遍认

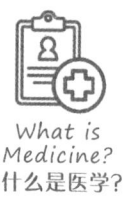
What is Medicine?
什么是医学?

同非自然的宗教神话形式。而这一形式也巧妙反映出其最根本的特征——对死亡的反抗和否定。原始死亡观的一项基本内容是否定死亡的普遍必然性和不可避免性,其另一重要内容是对死亡终极性的否定,以及对超个体灵魂不死的信仰。

死亡一直令人恐惧或敬畏,生命的宝贵在于它的唯一性和不可逆性。人生就一次,死亡意味着生命的终结和与现世存在的彻底断裂,因而死亡也是一种威慑的力量。当然相反也会成就另一种观点,即死亡是一种理想的追求。这有两种情况:一种是把死亡当作追求理想的手段,还有一种就是有意无意地美化死亡。

现今的死亡观,是把死亡当作一种自然的归宿。认为死亡是一种很自然的现象,是不可抗拒的自然法则。对于生而痛苦的人来说,死亡是一种痛苦的解脱,它只是人生的一个阶段和环节,甚至是不很重要的阶段。

》》》》死亡的标准

死亡的标准不仅涉及医学,还与社会学、伦理学、传统习惯、法律等密切相关。例如,对于人体多层次的生命物质系统而言,究竟哪一层次,什么器官、组织或某几个器官、组织死亡之后,才可以宣布这个人死亡?再如,一个人大脑受到严重的、不可逆的损伤,丧失了功能,但呼吸和心跳靠现代医学手段仍可维持,这样的人算不算已经死亡?同样的问题,站在不同立场可以得出截然不同的结论。对第一个问题,尽管众说纷纭,但主要的是以心肺功能的停止为死亡标准,还是以脑功能丧失为死亡标准的争论。对第二个问题,医生的诊断是脑死亡,已没有治疗意义;社会学家则认为作为社会的人失去了社会存在的价值,就是社会学意义上的死亡;从伦理学和传统习惯上看,只要这个病人还有口气,就不能算死亡。而在法律上,各国甚至同一国家中的不同地区对死亡的定义、标准的理解也不尽相同,处理不好,医生就可能触犯法律。因此,确定一个科学的、能被各界广泛认可的死亡标准是十分必要的。

心死的概念是指病人心肺功能的停止,即心跳、脉搏、血压消失,呼吸停止。由于心死的标准与个体死亡的客观实际存在一定的差距,一些西方学者在生物医学理论中神经论的主导下,在对生命本质的认识上完成了由心向脑的转移,提出了"脑死亡"的概念。神经论的主要观点认为,脑对机体和内、外环境的整合作用,是生命最本质的标志,脑(包括脑干)是机体的生命中枢。经现代医学研究证实,脑是比心脏更易死亡的器官,只要脑的血液循环停止供氧3~4分钟,神经细胞就会发生变性和不可逆的损伤;停止供氧6分钟,则出现脑死亡。因此,1968年,美国哈佛大学医学院特设委员会为脑死亡确定了四条标准。同年,由世界卫生组织建立的国际医学科学组织委员会规定的死亡标准,

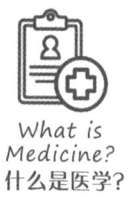
What is Medicine?
什么是医学?

实际上基本承认了哈佛大学医学院的标准。另外对脑死亡概念的理解各国也不尽相同,如美国、日本及北欧多数国家认为脑死亡的概念是指全脑的死亡,即包括脑干及大脑半球皮质功能的不可逆的丧失。英国、比利时等少数国家主要采用脑干死亡的概念,以脑干功能的丧失作为判定死亡的标准。

脑死亡概念的提出不但使患者生存质量得以提高,还大大减轻了家属的痛苦和人力、物力、财力的浪费,使有限的医疗保健资源得到更合理的使用,而且为器官移植开拓了广阔的前景。但我国至今还没有一个正式的、权威的、经过立法程序确定的具有法律性质的脑死亡标准。因此,制定一个公认的脑死亡标准是非常必要的。

》医学观念和医学模式

医学观念和医学模式都属于对医学的整体认识的概念或范畴,但二者也有所区别,医学模式是比医学观念更宏观的概念。

》》》医学观念

医学观念是指人们对医学科学中的一些最基本、最核心的问题在一段时期内形成的看法。了解新的医学观念是医学生的必修课。

▶▶▶ 整体医学观念

整体医学或整体健康观念的兴起,是现代医学观念诸多转变的一个方面。它反映了现代医学在各种科学和文化的交互作用下呈现出的多元化发展图景,了解整体医学观念的建立和发展,有助于对现代医学的发展做出更全面的考察,同时也有助于对未来医学发展趋势做出预测。

现代整体医学的观点 由于整体医学汇集了各类学派的思想,包含多种不同的观点,因此,一些研究整体医学的学者试图将各种观点加以概括和总结,以求得对整体医学较一致的看法。

研究整体医学的著名学者卡尔森认为,整体医学包括三个方面的内容:它是一种治疗方法,如生物反馈、针刺疗法等;作为一种保健政策,它考虑到社会、环境、心理诸因素对人的作用和影响;整体论作为还原论的对立物,将人视为一个生理、情感、精神之间相互联系的整体,认为改善人类健康的任何一种方法都应被放在一个更大、更丰富的背景中去评价。

研究整体医学的学者柯普曼把整体医学的观点概括为五大方面:积极的健康观;个体对自身健康负有重要责任;普及性健康教育对增进人类健康、防病治病具有重要意义;对影响健康的社会因素、环境因素的控制是整体医学的重要组成部分;传统疗法和自然疗法应成为现代医学中临床

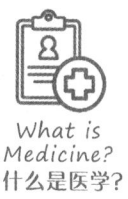
What is Medicine?
什么是医学？

治疗的重要补充性措施。

整体医学发展的意义 整体医学的发展所反映的是现代医学观念的转变。它包含着如下意义：整体医学的发展将综合研究人类的健康和疾病（包括生理、心理、社会、环境等诸多方面）变成人们所共同关心的问题；个人在维持自身健康中起着重要作用的观点，已逐渐为人们所接受；整体医学的发展改变了现行医疗保健体系；整体医学的发展使传统疗法、自然疗法成为治疗疾病、增进健康的重要手段。

总而言之，整体医学的发展反映了人类对医疗保健的更高层次的要求，也展示出未来医学发展的多元化图景。

》》》心身医学观念

心身医学是20世纪发展起来的新兴医学体系，是综合医学或整体医学的重要组成部分。

与心身医学相关的理论学说的建立 过去的一百多年里，医学科学获得了飞速发展，其中许多理论和学说对心身医学的发展都起到了极大的推动作用，了解这些学说和理论的建立及其主要思想，对于理解20世纪心身医学的发展极为重要，现择其主要者分述如下。

• **弗洛伊德的精神分析学说** 精神分析学说是于19世纪末20世纪初建立起来的。在弗洛伊德之前，对精神病和一些心理疾病的治疗，在欧洲主要是采用催眠疗法。弗洛伊德在早期的医疗实践中也曾对催眠术极感兴趣,但后来他逐渐认识到催眠疗法的局限性。特别是在他和布罗伊尔合作研究歇斯底里症之后,他们发现催眠术的疗效并不持久,这促使弗洛伊德最终放弃了催眠疗法,布罗伊尔也因此离开了这一领域。在布罗伊尔离开之后,弗洛伊德开始了自己独立的研究和治疗工作,并开始建立起精神分析的理论体系。

精神分析学说自诞生以来,世人对它的评价五花八门,莫衷一是。但是它对现代心身医学发展的巨大推动作用是明显的,现代心身医学的两大学派之一的心理动力学派就是在精神分析学说的理论基础上建立和发展起来的。

• 坎农的内稳态学说　早在19世纪,伯纳德已提出内环境的概念以及内环境稳定的思想。20世纪30年代,坎农为此进行了一系列研究工作。特别是对休克问题的研究使他明白,休克是调节机制衰竭的结果。他通过对各种实验动物在改变外界条件时的表现的观察,认识到机体生理过程的调节,如温度、代谢率、血糖水平、心率和呼吸率等的调节,主要依靠神经和内分泌系统相互作用才能实现。为此,他创造了内稳态这一术语来描述维持内环境稳定的自我调节过程。坎农认为:要维持内环境的稳定,不是靠使机体与环境隔开,而是靠不断地调节体内的各种生理过程。因此,他把机体看作一个开放系统,机体的生理平衡是在与外界

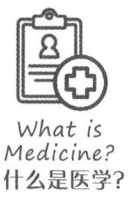
What is Medicine?
什么是医学?

环境不断发生联系中实现的,而且这个平衡是动态的平衡。他认为机体维持稳态即为健康,稳态被破坏则导致疾病。坎农的这一思想为心身医学在解释各种相关疾病的机制方面提供了重要的理论依据。

发展现代心身医学的意义

• 有利于建立新型医患关系 心身医学在对待病人的问题上,强调尊重病人、关心病人。在疾病的诊治原则上,强调心理因素的重要性,提倡躯体检查和心理检查相结合,综合地分析和诊断疾病。在治疗上积极调动病人的主观能动性,采取针对性较强的综合治疗方案。因此,发展心身医学对于建立新型医患关系和改善医疗服务质量无疑是十分有利的。

• 有利于恶性肿瘤的防治 近年来的一些研究资料表明,罹患癌症与心理平衡遭到破坏以及某些性格上的缺陷有密切关系。通过对 130 余例恶性肿瘤病人自然消退的病例进行调查发现,这些人都具有良好的、正确的对待疾病的心理素质。心理因素在癌症的消退和恶化中的作用,受到越来越多的重视。

癌症具有明确的心身相关的发病机制,癌症治疗需要采用心身结合的综合诊治措施,这是心身医学研究对人类最终战胜癌症所做出的重要贡献。

- 有利于青春期疾病的防治　在医学上,青春期是一个生理、心理发生剧烈变化的时期,具有儿童向成人过渡的各种心身特征。青少年面对纷繁复杂的社会环境时,会产生多种心身问题,这些问题又常常是现代医学研究所难以涉及的,而心身医学发展正是填补这一空白领域的最好途径。

- 有利于老年医学研究的发展　国外的研究资料表明,老年医学中的许多问题都是与心身相关的问题。可以说,受社会、环境等因素的影响,老年人心理老化、智力下降、惰性增大,最终出现各种各样的器质性疾病的现象十分普遍。因此,重视与心身医学有关问题的研究,大力发展心身医学,对于提高老年人的健康水平和生活质量是非常必要的。

》》医学模式

医学模式是人们在研究医学发展过程时提出的一个理论概念。20世纪以来,现代医学发生了许多改变,为了研究这些发展和变化,世界上一些有远见的医学家开始从整体水平上考察医学科学。1977年,恩格尔在《科学》杂志上发表《需要一个新的医学模式——生物医学面临的挑战》一文,首先提出医学模式及其在医学发展过程中发生转变的观点。在此之后,关于医学模式及其转变问题的各种观点和论述不断被提出,使其成为20世纪70年代后理论医学

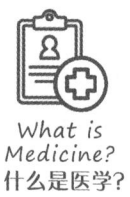
What is Medicine?
什么是医学？

研究的一个焦点。

>>>> 医学模式的定义

对医学模式这一概念的理解，各个观点随着研究的深入在不断地变化和完善。现将其中部分观点分述如下。

恰范特认为医学模式"是用来勾画医学科学和医学实践总的特征的理论概念"。艾钢阳认为医学模式"是医生用来组织他们的知识和经验的概念"。胡盛麟认为"医学模式是由医学发展水平决定的，是医学实践活动的归纳与总结"。徐维廉认为"医学模式是关于医学总体特征与发展趋势宏观认识的概括，它反映某一历史阶段的医学发展水平"。

综上所述，医学模式的含义应包括：医学模式是医学理论、医学观念和医学实践在一定历史阶段的总体概括；医学模式是医学发展史中的阶段性产物，在不同的历史时期，医学具有不同的发展模式；医学模式随着医学科学的发展会发生转变，医学模式的转变或更新是由社会发展水平和社会需要所决定的；医学模式在不同历史阶段的更新是不可避免的，是医学科学发展的客观规律使然。

>>>> 历史上的四种医学模式

在医学发展的不同历史阶段，由于人们对人体生理、病理认识不同，诊断和治疗疾病的原则不同，因而产生了与其发展水平相适应的各种不同的医学模式。从古至今，医学科学经历了从经验医学到实验医学的发展，大致产生了四种不同的医学模式。

神灵医学模式　人类社会早期，人们对健康和疾病的认识严重不足，人们把健康看作神灵的恩赐，把疾病当成魔鬼或异物进入人体的结果。疾病的治疗除采用一些简易疗法，如按摩、温熨、敷裹，以及用简单工具进行的开放脓肿、去除异物或肿物等小手术之外，还使用祈祷、祝由、占卜等迷信手段。这种医学和迷信并存的现象，在人类早期各文明中心均有存在，医学的这一古代早期发展模式是一种医巫混杂的模式，即神灵医学模式。

自然哲学医学模式　当人们开始摆脱神灵的束缚，转而用较为客观的眼光去观察、解释和概括自然现象时，则产生了自然哲学。在医学理论形成的过程中，无论西方还是东方，都广泛地吸收了自然哲学的理论营养，将医理笼罩在浓厚的哲学色彩之中。如中医理论中的阴阳五行学说，古希腊医学中的四元素学说、四体液病理学说、生理病理学说等。医学理论和自然哲学的这种结合，产生了古代医学的第二种发展模式，即自然哲学医学模式。

生物医学模式　实验医学的产生和发展，开辟了对人体形态结构与功能，以及对正常与异常状态之下各种生命现象进行分门别类研究的新途径。观察、实验、分析、综合

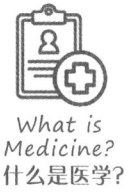

什么是医学？

和归纳等先进的科学研究方法被广泛地应用于医学研究领域。医学的分科逐渐增多，对人体的认识日益深入，人类各类疾病的原因、过程、机理也越来越多地被揭示出来。医学在近代的这种蓬勃发展，是一种以研究人体生物性为任务的发展模式，因而被称为生物医学模式。现代医学的基本体系就是在这种模式下建立起来的。

生物-心理-社会医学模式　20世纪以后，由于现代工业社会的飞速发展，人类在生存问题上面临许多新的挑战。环境污染日益加重，社会竞争日趋激烈，生活方式不断变化。精神、心理和社会因素对人类健康和疾病的影响日益受到关注，而以往传统的生物医学模式并不包括这些方面。于是，一种新的医学发展模式在1977年被提了出来，这就是生物-心理-社会医学模式。

医学的起源与发展

夫医者,非仁爱之士,不可托也;非聪明理达,不可任也;非廉洁淳良,不可信也。

——杨泉

医学起缘于何?发展如何?从系统体系来讲,按地域将其分为西方微观西医学和东方宏观中医学,而按时间则将其分为现代医学和传统医学。无论是西医学还是中医学,其起源大致相同,归根结底讲的是人求食、救护的本能行为。而它们的发展则因为东、西方文化的不同以及受诸多其他因素的影响,在历史的长河中走上了不同的道路。

》医学的起源

谈到起源,我们会想到另外一个词——历史,探究医学的起源,其实就是在追寻医学的历史。而研究历史的发展,

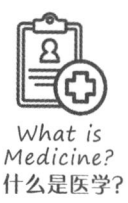
What is Medicine?
什么是医学？

横向和纵向同样重要，缺一不可。我们解读医学起源的横向发展，可以按照地理范围大致划分为东方医学和西方医学，其起源大致相似。探究其纵向发展，则要按照时间以及重大事件进行划分。医学是一门研究人以及人体疾病的科学，而人具有生物和社会的双重属性，这也为我们探寻医学起源提供了思路。

›››医学起源于人求食、救护的本能行为

从生物属性来看，求食自医的例子在自然界中比比皆是。在坦桑尼亚的动物园里，黑猩猩生了病就会开始啃食一种它正常状态下从不会食用的苦扁桃树，从而实现自医。蝮蛇头部被另一条蛇咬伤肿大后，则会拼命喝水来消肿等。人类在寻找食物时，凭借求食本能逐渐发现了葱、姜、蒜、粳米、薏米等具有治病作用的食物。人类类似的行为，从某种意义上来说就是广义上的医学起源。

›››医学起源于医、巫的合与分

从社会属性来看，早期社会的原始居民受认知水平的限制，将疾病视作鬼神所为。这种对自然或鬼神的敬畏，使得他们将治愈疾病寄希望于巫职人员的仪式，导致了巫医这种社会角色的出现。在这样的观点中，巫医的出现便意味着医学的起源，故医、巫合流曾是中西医学共有的一段历史。

>>> 医学起源于生活经验

这是从社会属性来看的另一类说法。马克思说过:"劳动是人的本质活动。"由此"劳动创造医学"的观点在我国学界被广为接受。通过劳动,古代人类认识到植物、动物和矿物的药用;通过劳动,古代人类制造出利器,从而产生了砭石、骨针等医疗器具,人们逐渐掌握了运用工具治疗疾病的经验。与此同时,人们发现活动肢体可以舒筋活络、强身健体,导引术、五禽戏的形成也是古代先民积累生活经验而产生的保健养生方法。因此,站在这一角度可以说,劳动创造了医学。

>>> 医学起源于爱

这可以理解为兼具生物属性和社会属性的观点。人类学家玛格丽特·米德在回答"到底什么是人类文明的最初标志"这一问题时曾说过:"人类文明最初的标志是我们发现了一块折断之后又愈合的股骨。"人类股骨折断后想要愈合,需要处理伤口,需要食物供给,需要同伴的呵护。这一过程与医学的治愈过程极其相似:处理疾病、关爱病人。从这一方面来看,人类文明的标志就是医学起源的标志。

对医学起源的横向解读,重点在于对比中西医学,看出后世医学发展的差异。在此,特别要对比轴心时代中西医学的巅峰之作。根据雅斯贝斯的轴心期理论,这一阶段,是

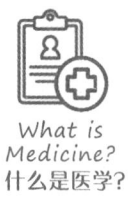
What is Medicine?
什么是医学？

东西方哲学、科学、文化发展的重要时期。此时中国道家、儒家、法家、墨家学派林立，形成了学术繁荣局面，对中华文化的发展起了奠基作用；西方处在古希腊文明的开创时期，出现了泰勒斯、恩培多克勒、德谟克里特、苏格拉底、阿基米德等哲人和智者。《黄帝内经》和《希波克拉底全集》这两部中西医学代表作的诞生，标志着医学已从简单的临床经验积累，升华到系统的理论总结。《黄帝内经》和《希波克拉底全集》的理论建构有诸多相似之处，如废巫存医、整体观念、调节平衡、哲学思辨、临床实践等。其中，《黄帝内经》强调以五脏为中心的整体观，从外测内，可以不依赖解剖形态学而照样诊治疾病。其理论体系是自洽的，难以突破。《希波克拉底全集》虽然没有系统的解剖学和生理学等基础知识，但却强调具体的解剖结构，为医学的实证开了先河。这些差异为中西医学的日后分向而行埋下了伏笔。

关于医学的起源我们可以看到上述观点各有千秋，统一的答案尚未出现，可能也终究不会出现，但人们似乎也不必感到困惑。历史学者阎步克曾说："每一座墓碑下，都是一部世界史；每个人心中，都有自己的小宇宙。"

》中国医学成就及代表人物

中国医学历史悠久，内容庞杂，梳理清整个中国医学史的起源以及发展脉络，可以说是一项极为浩大的工程。梳理者不仅要有博通古今的学识,还要有充足的时间进行整理和考证。因此,本部分内容实则是专注于一些发生在中国医学历史上的大事和对中国医学发展做出重大贡献的医者,从而使读者大致了解中国医学起源及发展历程。

≫ 先秦的医药学

中国医学的起源最早可以追溯到中国大地上有人类出现的时代。人类在求食本能的驱动下寻找食物并逐渐发现了一些食物具有治病的作用,例如,葱可以治疗风寒感冒,姜水可以止痒,蒜可以抵抗细菌感染等。而后,社会的发展使氏族中逐渐区分出了阶级和职业,巫师即最早的职业医者。由于原始社会的居民认知水平尚且低下,对自然界的变化及各种反常现象难以做出科学、合理的解释,因而心存恐惧,认为有超自然力量主宰其中。故医、巫合流是那个时代的鲜明特征。随着原始人类对火的使用,灸法、热熨法横空出世,并在中国绵延数千年历史。

《黄帝内经》是中国传统医学经典之作,其主体内容约成书于战国后期,其实并非黄帝本人撰写,也非同一时期所成,而是经过历代人的经验总结才得以完书。该书主要分为《素问》《灵枢》两大部分。《素问》重点论述了脏腑、经络、病因、病机、病症、诊法、治疗原则以及针灸等内容。《灵枢》是《素问》不可分割的姊妹篇,内容与之大体相同,除了论述脏腑功能、病因、病机之外,还重点阐述了经络腧穴、针

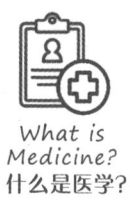

具、刺法及治疗原则等。

《淮南子》载,神农氏"尝百草之滋味,水泉之甘苦……一日而遇七十毒,由是医方兴焉"。"神农尝百草"是一则发生在远古时代的著名神话故事。在故事中神农氏品尝并识别了百草,发现了具有攻毒去病、养生保健作用的中药,因此他又被人们尊称为"药神"。随着岁月的推移,相关药物知识的积累越来越丰富,并不断得到验证,逐步以书籍的形式固定下来,这就是成书于东汉年间的《神农本草经》。《神农本草经》记载了365味中药,每味都按药名、异名、性味、主治病症、生长环境等分别阐述,朴实有验,至今仍在习用。与此同时,它也成为中国最早的中草药学经典之作,对中医药的发展产生了积极的影响。后世本草著作莫不以此为宗,并逐步发展丰富,形成了如今世界闻名的中医药宝库。

最早的诗歌总集《诗经》中记载或描述的药物甚多,其中仅植物类就有50余种,有些现在仍是常用药物。如芣苢(车前草)、蝱(草贝母)、杞(枸杞子)、蓷(益母草)、女萝(菟丝子)、蒿(青蒿)、苓(甘草)等。

扁鹊是我国战国时期的名医。他发明四诊法,即"望、闻、问、切",尤其擅长通过脉诊和望诊来诊断疾病,精于内、外、妇、儿、五官等科,应用砭刺、针灸、按摩、汤液、热熨等法治疗疾病,被尊为医祖。有关扁鹊的行医故事,我们在中学历史课本上已经有所耳闻。其中最为著名的便是扁鹊换心和使虢太子起死回生的故事。这些故事都从侧面反映了中医学在春秋战国时期已经达到了较高的水平。

总的来说,在中医药发展史上,先秦时期是中医药理论体系形成的重要时期,为后来中医学的发展和壮大奠定了坚实的基础。先秦时期中医学是在人们不断总结经验的过程中得以发展的,其成果是凝结了先秦人民的智慧的结晶,是中华民族的伟大财富。

秦汉三国时期的医学

秦汉三国时期是中医学理论形成的重要时期,这一时期中医学术的整体水平显著提高,其中最为重要的体现就是张仲景的《伤寒杂病论》。彼时,中华大地上曾发生多次大疫,尤其是在东汉末年和三国时期。《伤寒杂病论·序》中写道:"余宗族素多,向余二百,建安纪元以来,犹未十稔,其死亡者,三分有二,伤寒十居其七。"由此可见,当时伤寒病对人们生命的威胁性。频繁的战事使人们颠沛流离,各种伤寒疾病肆行,张仲景就是在这样的时代背景下出生并成长为一代名医的。

《伤寒杂病论》以外感病与内科杂病为主要内容,凝结了张仲景的毕生心血,是其博览群书、广采众方的结果。张仲景创造性地把外感热性病的所有症状归纳为六个症候群和八个辨证纲领,以六经(太阳、阳明、少阳、太阴、少阴、厥阴)来分析疾病在发展过程中的演变和转归,以八纲(表里、

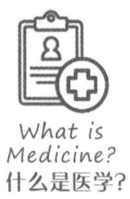
What is Medicine?
什么是医学？

寒热、虚实、阴阳）来辨别疾病的属性、病位、邪正消长和病态表现。其确立的分析病情、认识征候及临床治疗的法度，不仅为诊疗一切外感热性病提出了纲领性的法则，同时也给中医临床各科提供了诊疗的规律，成为指导后世医家临床实践的基本准绳。《伤寒杂病论》是我国医学史上影响最大的古典医书之一，也是我国第一部临床治疗学巨著，被广泛应用于医疗实践领域。

华佗是与张仲景同时代的著名医学家。而《三国演义》一书更是将华佗说成了一位家喻户晓的神医。事实上，正史《三国志》和《后汉书》亦曾盛赞华佗，称他善于养生、用药精当、针灸简捷、手术神奇。他首创用全身麻醉法施行外科手术，被后世尊为"外科鼻祖"；他还特别提倡养生之道，为年老体弱者编排了一套模仿鸟、猿、鹿、熊、虎五种禽兽姿态的健身操——五禽戏。虽然华佗的医书被全部焚毁，但他的思想及精神长存人间。

》》两晋南北朝、隋唐、五代时期的医学

这一时期中医学的发展主要是继承并整理前人的医学著作，总结临床用药经验，使之成为理论，并指导临床实践。

》》》《黄帝内经》的整理

《黄帝内经》自成书至当时已历千年，除文字古奥难懂外，战火、虫蛀、脱简散乱及传抄之误已严重破坏该书内容

的完整性、科学性，亟须予以整理训解。齐、梁间医学家全元起，曾任太医侍郎，对《黄帝内经》有着较深入的研究，撰有《素问训解》。该书虽然在南宋时已佚，但其内容由于《重广补注黄帝内经素问》的引用，得到部分保存。《重广补注黄帝内经素问》简称《素问》，又名《黄帝内经素问》，是唐代著名医学家王冰对《黄帝内经》的研究和注释。

》》》》《伤寒杂病论》的整理

东汉张仲景撰成《伤寒杂病论》，最初传播范围并不广泛。晋代王叔和对此书颇为重视，为了便于读者检阅诵读，他对《伤寒杂病论》加以整理编次，将其分为《伤寒论》与《金匮要略》两部。前者专论传染性疾病之辨证论治，后者专述一般杂病之脉因证治。王叔和特别精通脉学。切脉是中医学诊断疾病、确定预后的一门重要学科，也是中医学的一个显著特点。王叔和集《黄帝内经》、扁鹊、张仲景等之脉法，结合个人多年临床切脉诊断的丰富经验，编撰10卷《脉经》。《脉经》不仅推动了中医学特别是中医诊断学的进步，还对世界医学的发展产生了重要的影响。唐代著名医学专家孙思邈也对《伤寒杂病论》进行了整理研究。孙思邈晚年撰写《千金翼方》时，查阅了《伤寒杂病论》的伤寒部分，提出了著名的三方证治。除此之外，由他撰写的30卷《千金方》被誉为中国最早的临床百科全书。《千金方》总结了唐代以前的医学成就，书中首篇所列的《大医精诚》

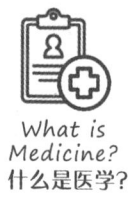

What is Medicine?
什么是医学?

《大医习业》,是中医伦理学的基础;其妇、儿科专卷的论述,奠定了宋代妇、儿科独立的基础;其治内科病提倡以"五脏六腑为纲,寒热虚实为目",开创了脏腑分类方剂的先河。

▶▶▶▶《本草经集注》的整理

《本草经集注》是南北朝梁代陶弘景创作的古代医学著作,载药730种,分玉石、草木、虫兽、果、菜、米食、有名未用七类,每类之中又分三品,这是药物分类的一个进步。该书问世后有很大的影响,唐代的《新修本草》就是在此书基础上补充修订而成的。《新修本草》是我国第一部国家药典,其编著的目的是弥补《本草经集注》编著时存在的种种不足,同时修正梁后一百多年来传抄改移所出现的错误。

▶▶▶宋金元明清时期的医学

宋金元明清时期,医学发展的特点总的来说是对《黄帝内经》《伤寒论》等医书的继续整理和研究,同时有了一些相关方面的创新。特别是金元时期,兴起了医家学术争鸣的气象。

这一时期的众多医家对《黄帝内经》进行了整理、校勘和专题发挥。刘温舒的《素问入式运气论奥》以《黄帝内经·素问》之"运气七篇"为根据,论述五运六气及其在医学上的应用。刘完素从25岁开始研究《黄帝内经·素问》至60岁从未中断,学识渊博,著有《素问玄机原病式》《宣明论方》《素问病机气宜保命集》。《素问玄机原病式》把《黄帝内经》中的病机理论与运气学说联系起来阐发病机十九条,并将这十九条内容分为五运主病和六气主病,增补"诸涩枯涸,干劲皴揭,皆属于燥"这一燥病病机,使《黄帝内经》的六气病机臻于完善。《宣明论方》把《黄帝内经》记载的六十一种病症加以解释与论述,并制定药方与其配合。《素问病机气宜保命集》是刘完素于晚年总结其临床心得所作,其书上卷以《黄帝内经·素问》病机为据,总论医理,广泛阐述有关养生、诊法、病机、本草理论等问题。滑寿的《读素问钞》选录《黄帝内经·素问》中的重要内容,分脏象、经度(十二经)、脉候、病态、摄生、论治、色诊、针刺、阴阳、标本、运气,荟萃十二类进行撰写。

这一时期的医家在研究《伤寒论》方面也取得了诸多成果,并总结成医学书籍。韩祗和的《伤寒微旨论》以张仲景的《伤寒杂病论》为原旨,强调脉证合参,重视灵活变通。书中主要论析伤寒辨脉,汗、下、温三种治法,畜血、阴黄、劳复等病候证治。朱肱的《类证活人书》对张仲景的理论在诸多方面都有创新,全书分为四部分,对伤寒和其他一些杂病都予以了详细的论述。庞安时的《伤寒总病论》是其潜心研究《伤寒论》多年的结果,该书的理论和治法对后世温病学派的形成发展有着重要的影响。许叔微深研张仲景的学说著成《伤寒发微论》,历述伤寒七十二证证治,阐解某些伤寒征

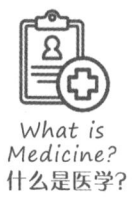
What is Medicine?
什么是医学?

候的用药法,并扼要地辨析了伤寒、中风、风温、温疟等病的脉证,不乏个人新见,给人以启发。

金元时期兴起了医家学术争鸣的气象,其中以刘完素、张从正、李杲、朱震亨最为著名,被后世称为"金元四大家"。刘完素的主要思想是"火热论",以清热通利为主治疗火热病,善用寒凉药物,故后世称之为"寒凉派"。张从正提出"病由邪生,攻邪已病"的学术观点,制定汗、吐、下攻邪三法,被后世称为"攻邪派"。李杲提出"内伤脾胃,百病由生"的学术见解,创立脾胃学说,是补土学派的鼻祖,对后世产生了重大影响,故有"外感宗仲景,内伤法东垣"之说。朱震亨提出"相火论"和"阳有余阴不足论",被后世称为滋阴派。

李时珍出生于明代医学世家,从小便立志学医,研读了大量医学书籍,并在行医的过程中积累了大量的经验。与此同时,他在医学实践中还发现之前的药书有不少错误。为了进行勘正,李时珍走遍湖北、湖南、江西、安徽、江苏等地实地调研,走访了成千上万的人。最终,他融合各家医书观点和调研走访的宝贵经验,历时27年编撰完成了《本草纲目》。《本草纲目》全书记载了1 892种药物,采取"析族区分,振纲分目"的分类法,把药物分为植物药、矿物药、动物药三大类,又将动物药分为虫部、鳞部、介部、禽部、兽部。这种分类法含有从低级到高级的生物进化思想,受到了英国生物学家达尔文的高度重视,达尔文将《本草纲目》誉为"中国的百科全书"。《本草纲目》是对16世纪以前中医药学系统而翔实的总结,其概括性远超中国古代任何一部本草著作,实为"东方药物巨典"。

》》中国近现代医学

中国自古以来就是礼仪之邦,与世界各国平等交流,互助发展。中国传统医学的发展始终立足于中医、中药本身,又不失对外来医学的吸收和借鉴。近代以来,西方列强在全球范围内开展殖民扩张,其医学成就也随之传入中国。

西方医学传入中国,与传教士这一群体密不可分。意大利的传教士利玛窦就是来华传教士中最早传授西方医学的。伯驾是美国首位来华的医疗传教士,创立了广州博济医院,并在澳门开设眼科医院,免费为华人治疗,救人无数。利玛窦和伯驾是那个时代传教士的缩影,他们一面带来了先进的医学知识、文化和理念,一面又不可避免地具有殖民者的属性。

半殖民地半封建社会的近代中国积贫积弱,外国势力不断渗透,企图将中国完全殖民化。但无数优秀的中华儿女以及仁人志士为匡扶社会、拯救苍生而不懈奋斗。出生在浙江宁波的金韵梅是中国第一位女留学生,毕业于美国纽约医学院附属女子医科大学,创办了我国第一所公立护士学校——天津北洋女医学堂,开创了近代中国公立护理教育的先河。伍连德博士是英国剑桥大学第一位华人博

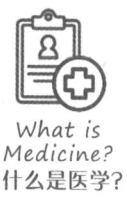
What is Medicine?
什么是医学?

士,他不顾个人安危亲赴现场指挥终结了1910年的东北鼠疫,并组织创办了北京协和医学院及北京协和医院。刘瑞恒、唐宗海、朱沛文、恽铁樵,一个又一个熟悉的名字萦绕在耳旁,近代以来一批又一批的中华优秀儿女前仆后继地为祖国医药事业奉献终生。

西医东渐是中国近代医学发展的总体特点。西方医学在中国的整体传播改变了数千年以来中医学独存的局面,特别是西医学科和体制的整体移植,为近代中国医学的发展做出了卓越的贡献。

现代医学以近代中国医学的发展为坚实基础,讲求中西医并重,依靠科技和教育来推动医学的发展。在党和国家的大力支持之下,现代医学取得了长足的进步,在部分领域已经处于世界先进水平,在世界医学史上书写着中国智慧和中国答案。

首先,是爱国卫生运动的发展。中国共产党十分重视通过群众卫生运动预防和减少疾病,保卫人民健康。1949年后,我国继续贯彻预防为主的卫生工作方针,开展群众卫生运动。2020年3月2日,习近平总书记在北京考察新冠病毒感染防控科研攻关工作时强调:坚持开展爱国卫生运动。爱国卫生运动是中国人民的一项伟大创举,是确保人民群众生命安全和身体健康的传家宝,反映了中国卫生工作的鲜明特色。

其次，是中医药的发展。中华人民共和国成立之后，党和国家高度重视中医药的发展建设，经过几代人孜孜不倦的努力，现代化的中医在健康中国的事业上愈加发挥出举足轻重的作用。比如在 SARS 肆虐的 2003 年，中西医结合治疗方式就取得了良好的疗效，也受到了世界卫生组织的高度肯定。而中医在治疗甲型 H1N1 流感、防治乙脑、流脑、手足口病等传染病方面都取得了斐然的成绩。除了中医，中药产业也在快速发展，并逐渐成为在国民经济与社会发展中具有独特优势和广阔市场前景的战略性产业。中药产业已经从丸、散、膏、丹等传统剂型，逐渐发展为现代工艺的滴丸、片剂、膜剂、胶囊等 40 多种剂型，生产工艺水平显著提升，基本建立了以药材生产为基础、工业为主体、商业为纽带的现代中药产业体系。2015 年 10 月，中医药的发展迎来了里程碑时刻——屠呦呦因发现青蒿素，成为首获诺贝尔生理学或医学奖的中国本土科学家。

》西方医学成就及代表人物

》》西方古代医学

医学可以被视为文化的一部分，医学以哲学的形式出现这一现象在人类早期社会尤为显著。不同地区的人们根据自己对身体的了解，提出了各种医学理论。西方医学的源头可以追溯至古希腊时期。古希腊文明是西方文明的源

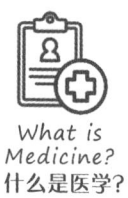

What is Medicine?
什么是医学?

头之一,古希腊的医学也可以看作西方医学的起源。

毕达哥拉斯提出了数是万物的本原学说,他认为:从数产生点,从点产生线,从线产生面,从面产生体,从体产生水、火、土、气四种元素,而这些元素的平衡则代表的是健康①。阿尔克马翁提出了同律观念,即所有构成人体的物质是完全和谐的。恩培多克勒受毕达哥拉斯四元素学说和阿尔克马翁同律观念的启发提出了四根说。菲洛拉斯初步提出四体液的概念。毕达哥拉斯、阿尔克马翁、恩培多克勒以及菲洛拉斯四人的哲学思想对于希波克拉底思想形成的意义主要表现在以下几个方面。首先,四根说为希波克拉底的学说奠定了本体论基础。其次,四体液的概念为希波克拉底的四体液病理学说提供了现实素材。最后,医学和哲学相结合的观点,为希波克拉底医学哲学思想的孕育贡献了优渥土壤。

希波克拉底的四体液病理学说对西方传统医学的影响巨大。为了抵制"神赐疾病"的谬说,希波克拉底积极探索人的机体特征和疾病的成因,提出了著名的四体液病理学说。四体液病理学说不仅是一种病理学说,更是最早的气质与体质理论。他认为人之所以会得病,是因为四种体液不平衡,而体液失调又是外界因素影响的结果。因此,一个

---

① 四元素学说是古希腊关于世界的物质组成的学说。这四种元素是水、火、土、气。这种观点在相当长的一段时间内影响着人类科学的发展。

医生进入某个城市首先要注意这个城市的地理位置、土壤、气候、风向、水源、饮食习惯、生活方式等与人的健康和疾病有密切关系的外部因素。同时,四种体液在人体内的比例不同,形成了人的不同气质:性情急躁、动作迅猛的胆汁质;性情活跃、动作灵敏的多血质;性情沉静、动作迟缓的黏液质;性情脆弱、动作迟钝的抑郁质。现在来看,希波克拉底对气质成因的解释并不正确,但为后世的医学心理疗法提供了一定指导基础。

盖伦是继希波克拉底之后,西方古代医学的第二个权威人物。盖伦的医学思想在很大程度上受到了希波克拉底的影响,他继承了希波克拉底的四体液病理学说,并将人的精神状态也融入其中。他认为,血液代表积极乐观,黄胆汁代表暴躁易怒,黑胆汁代表忧郁多愁,黏液代表冷漠迟钝。在此基础上,他提出了西方传统医学中的放血疗法。盖伦在希波克拉底思想的基础上,提出了气质这一概念,用气质代替了希波克拉底四体液病理学说中的人格,形成了四种气质学说,此分类方式一直在心理学中沿用至今。盖伦医学建立在常识性概念上,并继承了前人的医学观点。更为重要的是,他将他的医学体系同宗教联系起来,使其变得牢不可破。他的理论统治了欧洲医学界近1 700年,直至文艺复兴时期才受到挑战。

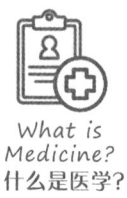
What is Medicine?
什么是医学?

>>> 中世纪、文艺复兴时期的医学

中世纪初期,整个欧洲充斥着战乱、瘟疫和饥荒,而这一时期的医学也发展甚缓,堪称西方医学史上的至暗时刻。到了14—16世纪,文艺复兴为医学带来了一场重大变革,这一时期的医学由经验总结向重视实践转变,形成了现代医学的基础。

在中世纪,基督教成为统治欧洲的意识形态,医学沦为宗教神学的附庸。教师教条式的灌输和学生死记硬背是当时的主要教学特点。随着大学的兴起,学风逐渐开放,医学也得到了一定的发展。9世纪中叶,在意大利的萨莱诺,萨莱诺医学院成立并迅速发展,为文艺复兴后的医学革命奠定了基础。萨莱诺医学院打破了宗教医学的桎梏,推动了女医师进入医疗领域,确立了以解剖为基础的医学研究方法,同时还确立了五年制的医学教育学制。

>>> 17—19 世纪的医学

文艺复兴后的17—19世纪,世界的中心逐渐转移到欧洲。这一时期,欧洲社会的各方面都取得了长足的进步,化学、物理学和生物学的发展极大促进了医学的发展进步。

17世纪,量度观念较为普及。最先在医学界使用量度手段的是圣托里奥①,他制作了体温计和脉搏计,还制造了一个像小屋似的大秤,人可在其中生活、睡觉、运动、进食。在排泄前后,他都称量自己的体重,如此不厌其烦地进行了30余年。他发现体重在未排泄时也会减轻,于是认为其原因是"不易觉察地出汗",这可以说是最早的新陈代谢研究。实验、量度的应用,使生命科学开始步入正轨。

随着17世纪显微镜的发明,科学家取得了一系列重要发现。马尔皮吉通过观察动物组织,发现了毛细血管,他还观察过脾脏、肾脏等组织的微细结构。列文虎克②也通过显微镜最先看到了精子和血细胞,还在观察蝌蚪的尾巴时发现了血细胞从毛细血管中流过的情形。他和马尔皮吉的观察填补了哈维在血液循环学说中留下来的空白,说明了血液是怎样由动脉进入静脉的。

17世纪时,医学家也提出了一些新的理论来推动医学学说的改革,主要分为三种派别。医学机械论者、哲学家和数学家笛卡儿是物理学派的代表。他主张一切疼痛、恐怖等都是机械的反应,认为人有灵魂,而灵魂存在于松果体中。化学派则以化学原理解释生理和病理现象,西尔维乌斯可为其代表。他曾致力于盐类的研究,认为身体的三要素是水银、

---

①圣托里奥(Santorio,1561—1636),意大利生理学家,最先在医疗实践中使用度量仪器,把定量实验法引入医学研究中,是医学物理学派的早期代表。
②列文虎克(Antonie van Leeuwenhoek,1632—1723),荷兰生物学家,微生物学的开拓者。

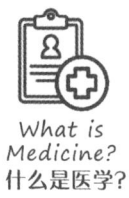
What is Medicine?
什么是医学？

盐和硫黄，酵素在生命活动和生理功能上有重要的作用。这个学派是当时医学上有实力的一派，他们在唾液、胰液和胆汁方面的研究对生理学有一定的贡献。他们认为血液是中枢，一切病理都与血液有关，对所有疾病都用化学原理进行解释和治疗。还有一派叫作活力派，认为生命现象不能受物理或化学的支配，而是靠生命特有的生命力来维持的，这种生命力即活力。这个学派的代表人物是斯塔尔，他认为产生疾病的原因在于生命力的减少，而其消失就意味着死亡。

到18世纪，医学家已经解剖了无数尸体，对人体的正常构造已有了清晰的认识，因此他们就有可能认识到构造的异常。莫尔加尼于1761年发表《论疾病的位置和原因》一书，描述了器官在疾病影响下的变化，并据此对疾病原因做了科学的推测。他把疾病看作局部损伤，认为每一种疾病都有它在某个器官内的相应病变部位。这种思想在医学领域影响甚大，在他之后的医师才开始用病灶解释症状。

18世纪中叶后，奥恩布鲁格①发明了叩诊。他的父亲是酒店老板，常用手指敲击大酒桶，根据声音猜测桶里的酒量。后来，奥恩布鲁格把这个方法用于在人的胸腔寻找病灶。经过大量经验观察及尸体解剖追踪，他创立了应用至今的叩诊法。

---

① 奥恩布鲁格（Leopold Auenbrugger，1722—1809），奥地利医师，代表作为《用叩诊发现人体胸腔内部疾病的新方法》（中译为《叩诊法》）。

这一时期临床医学教学也兴盛起来,莱顿大学在医院中设立了教学病床,布尔哈维成了当时世界有名的临床医学家。他充分利用病床教学,在进行病理解剖之前,尽量给学生提供临床的征候及其与病理变化关系的资料。

琴纳①发明牛痘接种法是18世纪预防医学界的一件大事。16世纪,中国已用人痘接种来预防天花。18世纪初,这种方法经土耳其传到英国,琴纳在实践中发现接种牛痘比接种人痘更安全,于是进行了改进应用,并为人类最终消灭天花做出了巨大贡献。牛痘接种场景如图1所示。

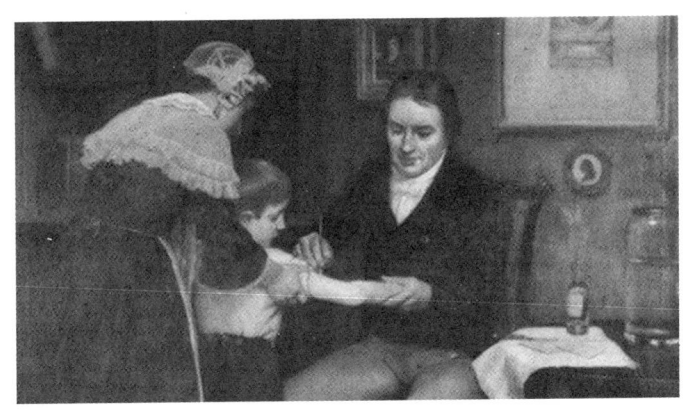

图1 牛痘接种场景

19世纪初,细胞学说被提出。到19世纪中叶,微耳和倡

---

① 琴纳(Edward Jenner,1749—1823),英国医师,被称为"免疫学之父",著有《接种牛痘的原因和效果的调查》。

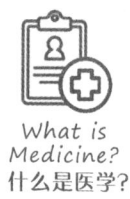

导细胞病理学,将疾病研究深入细胞层次。该学说的基本原理包括:细胞来自细胞,机体是细胞的总和,疾病可用细胞病理来说明。

在同一时期,由于发酵工业的需要,再加上物理学、化学的发展和显微镜的改进,细菌学也随之诞生。巴斯德①开始研究发酵的作用,随后又研究微生物,证明发酵及传染病都是由微生物引起的。科赫②发现了霍乱弧菌、结核杆菌及炭疽杆菌等,并改进了培养细菌的方法和细菌染色方法,还提出科赫三定律。他们的工作奠定了微生物学的基础。

19世纪后30年,是细菌学时代,大多数主要致病菌在此时期内先后被发现。20世纪初,科学家发现乳酸菌与病原菌在人肠中相互拮抗,并用乳酸菌制剂来治疗某些肠病,对早期免疫学做出了很大贡献。

近代医学经历了16—17世纪的奠基、18世纪的系统分类和19世纪的大发展,即将迈入现代医学时代。

≫20世纪的医学

20世纪初,帝国主义国家不断开展殖民扩张,加剧了相互之间的矛盾,人类也因此经历了两次史无前例的世界大

---

①巴斯德(Louis Pasteur,1822—1895),法国微生物学家、化学家,近代微生物学的奠基人。
②科赫(Robert Koch,1843—1910),德国细菌学家,细菌学的奠基人,结核杆菌发现者,获1905年诺贝尔生理学或医学奖。

战。随着殖民与战争而来的,还有热带病和寄生虫病。尔后,学科不再孤立,而是交叉在一起共同发展进步,医学的发展也越来越依靠物理学、化学、生物学以及其他自然科学的发展。特别是第三次科技革命之后,医学正式踏入了大发展时代。

>>>> **诊断技术的发展**

1895年11月8日,伦琴①发现了X射线,并拍摄了人类历史上第一张X光片(图2)。1842年,马泰乌奇②首先发现了心脏的电活动。1869年,缪尔黑德记录到心脏波动的电信号。1885年,爱因托芬③首次从体表记录到心电波形,当时使用的仪器是毛细静电计。1910年毛细静电计被改进成弦线电流计,由此开创了体表心电图记录的历史。

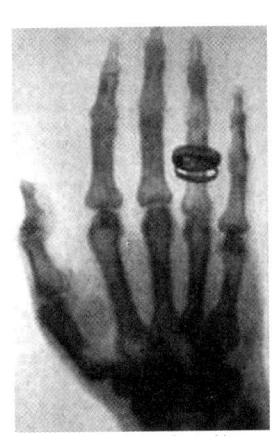

图2　人类历史上第一张X光片

自19世纪末20世纪初物理学上发现了压电效应与

---

①伦琴(Wilhelm Conrad Röntgen,1845—1923),德国物理学家,因发现X射线而获1901年诺贝尔物理学奖。
②马泰乌奇(Carlo Matteucci,1811—1868),意大利物理学家和神经生理学家,生物电研究的先驱。
③爱因托芬(Willem Einthoven,1860—1927),荷兰生理学家,被誉为"心电图之父",获1924年诺贝尔生理学或医学奖。

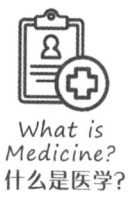

反压电效应之后,人们掌握了利用电子学技术产生超声波的办法,从此迅速翻开了发展与推广超声技术的历史篇章。

》》》抗生素的发现

1923年,弗莱明因发现了一种叫溶菌酶的物质而声名大噪。1928年,他又发现了青霉素。此后,弗洛里和钱恩重复了弗莱明的工作,证实了他的结果并提纯了青霉素。在英、美政府的鼓励下,大规模生产青霉素的方法也很快被找到。1945年,弗莱明、弗洛里和钱恩共获诺贝尔生理学或医学奖。

》》》内分泌学的发展

1920年,班廷①看到一篇论文中记述结扎输送消化液至肠内的胰腺管引起胰腺退化的内容,获得了启发。班廷和贝斯特结扎了几只狗的胰管,七周后,这些狗的胰腺萎缩了,并且失去了消化器官的功能,然而胰岛在外观上仍是完好的。

他们从这些胰腺中分离出一种液体,给因切除胰腺而患糖尿病的狗使用,此提取物很快缓解了糖尿病的症状。班廷和贝斯特称此激素为iletin,而麦克劳德主张用一个有

---

①班廷(Frederick Grant Banting, 1891—1941),加拿大生理学家、外科医师。他发现了胰岛素,为临床治疗糖尿病做出了贡献,获1923年诺贝尔生理学或医学奖。

趣味的、古老的名称 insulin(胰岛素)来命名。

>>>> 外科治疗的发展

早在 1913 年,卡列尔就提出把器官取下培养并移植的设想。1933 年异体角膜移植成功,1954 年孪生兄弟间肾移植首获成功。其后,随着免疫学的进步,肝移植、肺移植、胰腺移植先后完成。1967 年,巴纳德进行了首例心脏移植,随后骨髓移植也取得成功。牙科医师也尝试将儿童的牙齿胚粒移植到成人牙床内以生长新牙。近半个世纪以来,现代科学技术直接进入医学领域,使人工肾脏、人造瓣膜、体外循环、人工心脏等人造器官成为可能。

>>>> 遗传学的建立

人类在新石器时代就已经驯养动物和栽培植物,而后人们逐渐学会了改良动植物品种的方法。历史长河中,许多人力图阐明亲代和杂交子代的性状之间的遗传规律而未获成功。直到 1866 年孟德尔[①]根据他的豌豆杂交试验结果揭示了现在称为孟德尔定律的遗传定律,才奠定了遗传学的基础。但是孟德尔的试验结果直到 20 世纪初才受到重视。19 世纪末,生物学中关于细胞分裂、染色体行为和受

---

①孟德尔(Gregor Johann Mendel,1822—1884),奥地利遗传学家,遗传学的奠基人,被誉为现代遗传学之父。他通过豌豆杂交试验,发现了遗传学三大基本定律中的分离定律及自由组合定律。

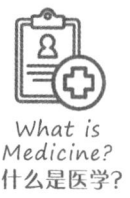
What is Medicine?
什么是医学？

精过程等方面的研究和对于遗传物质的认识这两个方面的成就促进了遗传学的发展。关于遗传的物质基础人们向来有所臆测，1883年，魏斯曼称之为种质，指明生殖细胞的染色体便是种质，并且明确地区分种质和体质，认为种质可以影响体质，而体质不能影响种质，在理论上为遗传学的发展开辟了道路。

孟德尔的成就于1900年为德弗里斯、科伦斯和切尔马克三位从事植物杂交试验工作的学者分别发现。1909年，约翰森称孟德尔式遗传中的遗传因子为基因，并明确区别基因型和表型。1910年至今，遗传学的发展大致可以分为三个时期：细胞遗传学时期、微生物遗传学时期和分子遗传学时期。分子遗传学是在微生物遗传学和生物化学的基础上发展起来的。分子遗传学的基础研究工作都是以微生物，特别是以大肠杆菌和它的噬菌体作为研究材料完成的。分子遗传学在原核生物领域取得上述诸多成就后，才逐渐在真核生物方面开展起来。

>>>> 分子生物学的建立

结构分析和遗传物质的研究为分子生物学的发展做出了重要贡献。结构分析的中心内容是通过阐明生物分子的三维结构来解释细胞的生理功能。1912年，布拉格父子建立了X射线晶体学，成功地测定了一些相当复杂的分子以及蛋白质的结构。20世纪50年代是分子生物学作为一门独立的分支学科脱颖而出并迅速发展的年代。首先是在蛋白质结构分析方面，1951年，波森等提出了α-螺旋结构，描述了蛋白质分子中肽链的一种构象。1953年，桑格利用纸电泳及色谱技术完成了胰岛素的氨基酸序列的测定，开创了蛋白质序列分析的先河。接着肯德鲁和佩鲁茨在X射线分析中应用重原子同晶置换技术和计算机技术分别于1957年和1959年阐明了鲸肌红蛋白和马血红蛋白的立体结构。1965年，中国科学家合成了有生物活性的胰岛素，首先实现了蛋白质的人工合成。

噬菌体感染寄主后半小时内就能复制出几百个同样的子代噬菌体颗粒，因此是研究生物体自我复制的理想材料。1941年，比德尔和塔特姆提出了"一个基因一个酶"学说。该学说被誉为"分子生物学第一大基石"，认为基因的功能在于决定酶的结构，且一个基因仅决定一个酶的结构。但在当时，人们对基因的本质并不清楚。1944年，埃弗里等通过研究细菌中的转化现象，证明了DNA是遗传物质。

1953年，沃森和克里克提出了DNA的反向平行双螺旋结构（图3）。这一结构被誉为"分子生物学第二大基石"，开创了分子生物学的新纪元。

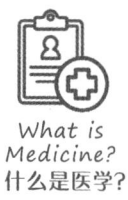

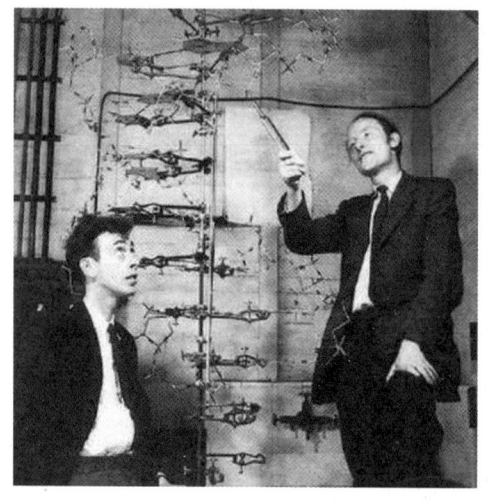

图3　DNA 的反向平行双螺旋结构

1961年，雅各布和莫诺提出了操纵子的概念。这一概念被誉为"分子生物学第三大基石"，解释了原核基因表达的调控。到20世纪60年代中期，关于DNA自我复制和转录生成RNA的一般性质已基本清楚，基因的奥秘也随之解开。

仅仅20余年的时间，分子生物学经历了从大胆的科学假说，到经过大量的实验研究的过程，从而建立了本学科的理论基础。进入20世纪70年代，由于重组DNA研究的突破，基因工程已经在实际应用中开花结果，根据人的意愿改造蛋白质结构的蛋白质工程也已经成为现实。

核医学的发展

初创阶段（1935—1945） 这一阶段可用的放射性核素仅限于 I、P、Au 和 Na，并且都是一些最简单的无机化合物形式，放射性探测器也只有盖革计数管和定标器，因此应用项目仅有甲状腺功能测定、甲状腺疾病治疗、血液病治疗和腹腔转移瘤治疗等几项。

初具规模阶段（1946—1960） 这一时期科学家成功制备了较为复杂的包括有机物在内的标记化合物，实现了对心、肾、肝、胆功能的测定和对肝、肾、脾、骨、甲状腺的扫描，为临床核医学的形成奠定了基础。

迅速发展阶段（1961—1975） 这一时期核医学最主要的进展是利用加速器和发生器（特别是 Tc 发生器）生产出了更多和更符合临床要求的放射性核素，用它们成功制备了多种标记化合物；加之闪烁照相机问世并配以计算机的广泛应用，使得人体各重要脏器几乎都能用放射性核素显像，包括形态和功能显像。其中最为世人瞩目的是 Tl 心肌灌注显像、Tc 红细胞门电路心血池显像、Tc 多磷酸盐全身骨显像和 Ga 肿瘤显像。

现代核医学阶段（1976年至今） 20世纪70年代后期出现的放射性核素断层显像装置，80年代研制成功的心脑功能显像剂和单克隆技术的应用，使临床核医学进入了又一特色鲜明的新阶段。放射性核素显像已成为现代几大医

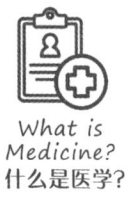

学影像之一,是解决心脑血管疾病和肿瘤的重要方法之一。

核磁共振技术可以直接研究溶液和活细胞中相对分子质量较小的蛋白质、核酸以及其他分子的结构而不损伤细胞。20世纪30年代,拉比发现在磁场中的原子核会沿磁场方向呈正向或反向有序平行排列,而施加无线电波之后,原子核的自旋方向发生翻转。这是人类对原子核与磁场以及外加射频场相互作用的最早认识。

1960年,梅曼制成了世界上第一台红宝石激光器,拉开了激光医学的序幕。20世纪70年代初,激光已广泛地用于临床各科。1970年CO_2激光问世,促进了激光在外科手术上的应用。到1978年,Nd:YAG(钇铝石榴石晶体)激光已广泛用于胸外科、皮肤科、五官科、妇科等。

》》21世纪医学的发展趋势

21世纪,医学正随着各种科学技术的发展而持续进步。但越是发生于眼前的事,我们越不易看清。对正在进行的"历史",只有时隔经年,回首遥望之时,才能总结提炼其意义。

展望未来,我们完全有信心预见,医学将在分子生物学、基因工程、计算机信息科学技术、大数据、人工智能等新兴科技的助推下发展为更加成熟、精准的科学,同时也将在医学伦理学等人文科学的加持下更加造福人类。

医学的分支

读书而不临证,不可以为医;
临证而不读书,亦不可以为医。

——陆九芝

医学分科与分类

一般来说,医学基本上是按系统、器官分科的,按研究内容、对象和方法分类的。分科是小处着手,分类是大处着眼,二者既有区别又有联系。

医学分科

医学分科是社会分工,让专业的人去干专业的事。医学有分科,但疾病没有分科。为此,有人提出综合诊疗理念,有人提出全科诊疗理念。

医学的原始形式仅是经验性的医疗活动。随着医疗经

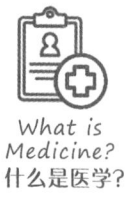

What is Medicine?
什么是医学?

验的积累和对人体、疾病认识的丰富,医学逐渐开始分科。我国周朝将医学分为食医、疾医、疡医、兽医四科,这是世界上最早的医学分科。唐朝已经有非常详细的医学分科,有体疗、疮肿、少小、耳目口齿和角法。体疗即内科,疮肿即外科,少小即小儿科,耳目口齿是耳鼻喉和口腔科,角法特指拔火罐。宋朝医学分科又变细了。因战争分出了金镞科,是治疗刀枪剑伤的专科。眼、耳、口、鼻、咽喉也全部分开,专病专学。另外,随着唐朝、宋朝人口的激增,产科也应运而生。针灸也像拔火罐一样,以一种治疗方法的形式被单独分开。北宋范仲淹推行政治体制改革,其中有些举措和医学相关。他建议推行医学教育,将医学分为多种学科,这也是首次提到"科"的分类。到了元朝,骑术盛行,从马上摔下来骨折的大有人在,正骨科从外科中分离出来,成为专门一科。明、清至现代,中医理论和分科进入不断完善的时期,没有明显的变化。

古希腊的希波克拉底、古罗马的盖伦都是内科医生。受西方习俗或宗教的影响,处理肮脏的创口、化脓的肿物和破损的组织令人不齿。在那个时代,这些工作多交给理发师。欧洲文艺复兴时期,医学校设立哲学、伦理、文学、逻辑、物理、解剖、内科、外科等学科。西医骨科是西方外科学的代表,战争促进了骨科的发展。1741 年,巴黎大学医学教授安德雷应用古希腊词根组合提出将"Orthopaedia"作为外科学的一门分科。Orthopaedia 意指对骨骼系统创伤和疾病引起的畸形的矫正，当时更多的是通过手法复位和夹板固定，而手术并不多。19 世纪，医学分科加速发展，基本分科超过 20 门。当麻醉和解剖、输血、无菌和抗生素这三个必要条件逐步被满足之后，外科学才开始大发展。随着手术禁区——心脏和脑手术的全面开展，外科手术已经遍布全身，外科的分科进入新的发展时代。

进入现代社会，医学科学作为一门综合性很强的应用科学，已形成了庞杂的知识与技术体系，学科分化日趋精细且各学科之间交叉综合，构成了当代医学科学整体。这一整体存在同自然科学、社会科学、工程技术科学之间的广泛交叉联系。因此，在科学技术一体化倾向明显的今天，更需要从医学科学的分类方面进行研究，把握医学的体系，研究医学的分科、分类、结构、体系及其演进，研究医学内部及医学和其他科学的相互关系，以便建立更能反映现代医学进展且更合理的医学体系。这对进一步认识、运用、发展医学，改进医学教育课程体系，十分有益。

›››医学分类

我国的医学按时间分类可分为现代医学和传统医学；按地域分类可分为中（汉）医、藏医、蒙医、维医、朝医、彝医、壮医、苗医、傣医等多种医学体系。

1980 年，我国学者阮芳赋对医学体系提出了新的三分

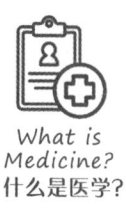
What is Medicine?
什么是医学？

法,即基础医学、应用医学(包括预防医学、临床医学、特种医学等一切应用基础医学知识解决有关健康的实际问题的科学)与理论医学(包括一切以医学为研究对象的科学)。此分类法反映了医学各部类的本质特点,却没有纳入工程技术。1985年,理论医学家艾钢阳提出了现代医学结构体系四分法(表1)。

表1 现代医学结构体系四分法

组成部分	研究内容	主要学科举例
基础医学	研究人的生命和疾病现象的本质及其规律	解剖学、组织学、胚胎学、生理学、免疫学、生物数学、生物物理学、生物化学、微生物学、寄生虫学、病理学、遗传学、病理生理学、药理学、医学心理学
医学工程技术	应用现代化技术提供医学研究和应用中所需的手段与设备	生物力学、生物材料、生物磁学、生物影像学、纤维光学技术、激光医学应用、超声医学技术、人工器官、核医学技术、生物控制、冷冻医学技术、生物工程技术
应用医学	研究人体内、外环境对健康的影响及增进健康、防治疾病、延长寿命的方法及措施	临床医学、预防医学、康复医学、特种医学、放射医学、性医学、法医学
理论医学	从不同角度研究医学、医学组织和人员特点及规律	医学导论、医学史、医学方法学、医学辩证法、医学信息学、医学逻辑学、医学伦理学、医学美学、医学法学、医学社会学、医学人类学、医学未来学

医学的各类别既相对独立又密切联系,交叉综合构成医

学科学整体。基础医学为应用医学提供理论指导及学习基础。临床医学和预防医学等不但综合应用基础医学理论,而且不断为基础医学研究提出新课题,促进医学发展。医学工程技术的进步,为基础医学研究提供了必要的条件和技术。科学技术的发展大大促进了基础医学和应用医学的发展,又对医学工程技术提出新的问题,促进其进步。理论医学让医生开阔视野、丰富知识、活跃思想、启发思维、掌握科学方法、培养良好道德,使之成为更优秀的医学工作者。

目前最有影响力的是传统医学分类,按研究内容、对象和方法将医学分为基础医学、预防医学和临床医学,各部分又有若干分支学科。

现代医学科学不断高度分化又日趋交叉综合发展。随着人类对医学科学整体认识的不断深化,学者必将对医学科学的体系和分类提出新的认识,推进构建合理的医学体系,这是由当今社会现代科学技术飞速发展的现实决定的。它标志着医学发展将达到一个新的水平,开拓新的研究领域和研究层次。

》基础医学

基础医学是人类认识自身科学实践过程的重要学科之一,主要研究人体的结构、功能、遗传、发育、免疫并探究疾病的发生原因、病理以及药物作用机理,为疾病的预防、诊

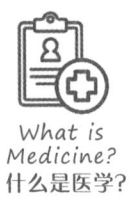
What is Medicine?
什么是医学？

断和治疗提供理论依据。

基础医学在中国属于医学门类的一级学科，下设人体解剖学、医学细胞生物学、人体组织胚胎学、医学遗传学、人体生理学、医学生物化学、人体免疫学等二级学科，学科设置相对集中，并由医科院校的基础医学院（学部）统一管理，与各临床医院相对独立，这有利于对基础医学学科的集中投入和建设，但在一定程度上削弱了基础医学学科和应用医学学科的必然联系。

》》基础医学的形成与发展

从经验医学走向实验医学，基础医学的发展史就是人类不断实践、认知自身的成就史。

公元16世纪前，医学的治疗手段以经验为主，甚至依赖于巫术和宗教。文艺复兴运动和宗教改革运动使人们的思想获得解放，在唯物主义的影响下，医学取得了重要进展，基础医学相关学科相继创立。

公元16世纪，比利时解剖学家维萨里①根据解剖尸体的实践经验出版《人体的构造》一书，颠覆了之前古罗马医学家盖伦根据解剖动物所获得的解剖学知识，奠定了人类

---

①维萨里（Andreas Vesalius，1514—1564），比利时医生、解剖学家，近代解剖学的奠基人。

解剖学的基石。西班牙医学家塞尔维特①发现了肺循环,英国生理学家哈维②发现了人体血液循环的规律,证明心脏是血液循环的原动力,奠定了近代生理科学发展的基础。

《杜普教授的解剖学课》是荷兰画家伦勃朗于1632年应阿姆斯特丹外科医生行会委托创作的团体肖像画之一(图4)。画面中的右侧是医学博士杜普教授,其余几人也都是真实的人物。伦勃朗所创作的这幅肖像画将人物作为一个整体来处理,把所有被画者组织在特定的情节之中。这也可以窥见当时的医学教育对解剖学的重视。

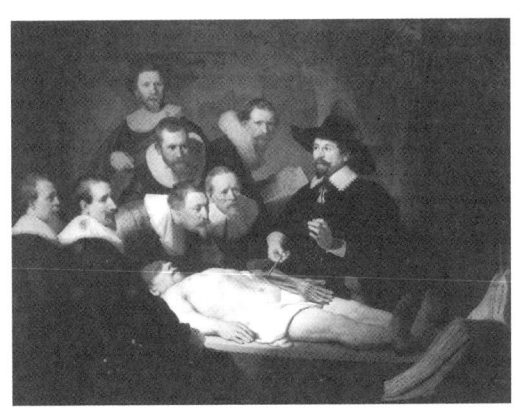

图4 《杜普教授的解剖学课》

---

① 塞尔维特(Michael Servetus,1511—1553),西班牙神学家、医生、人文学家,发现肺循环。
② 哈维(William Harvey,1578—1657),英国医师,实验生理学的创始人之一。

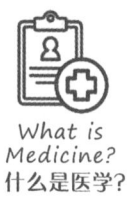
What is Medicine?
什么是医学？

18世纪，意大利解剖学家莫尔加尼①结合病人尸检，把病灶与临床症状联系起来，提出了疾病的器官定位学说，建立了器官病理学。19世纪，随着能量守恒和转化定律、生物进化论的发现和显微镜技术的发展，医学从依赖经验推理和形而上学的思辨转变为借助物理、化学实验研究和对疾病实体的客观、细致的观察。德国科学家施莱登和施旺共同发展了现代生物学最重要的概念之一——细胞学说，该学说被恩格斯誉为19世纪最重大的发现之一。

现代基础医学的发展一日千里。1928年，英国细菌学家弗莱明发现青霉素，此后英国病理学家弗洛里和德国生物化学家钱恩合作解决了青霉素浓缩问题，使青霉素批量生产成为可能。1953年美国生物学家沃森和英国物理学家克里克发现了DNA分子双螺旋结构模型。20世纪60年代美国生物化学家尼伦伯格和德国科学家马太破译了遗传密码并阐明了蛋白质的合成原理，同时细胞遗传学迅速发展。70年代体细胞遗传学和重组DNA技术应用于临床。80年代重组DNA技术应用于基因工程技术诊断，预防和治疗疾病。90年代人类基因组计划开始实施，DNA芯片应用于临床。

近代医学经历了16—17世纪的奠基，18世纪的系统分类，19世纪的大发展，在20世纪迎来了飞速发展的一百年。

----

①莫尔加尼（Giovanni Battista Morgagni，1682—1771），意大利解剖学家，病理解剖学的奠基人。

近半个多世纪以来,基础生物医学研究的巨大进步促进了人们对于疾病的分子病理生理学机制的深刻理解,促成了医疗卫生事业的辉煌成就。基础医学研究逐渐由宏观领域向微观领域深入,生物医学模式似乎成为目前基础医学研究的主流模式。然而,医学研究是探索关于人的生命本身的科学,远比任何一种生命科学研究来得复杂,没有临床医学的实践,任何重大疾病研究都不可能取得真正突破。

21世纪的今天,随着生物信息学、蛋白质组学、结构生物学和基因治疗的快速发展,基础医学研究变得更为微观、更为量化、更为系统,形成了以多学科交叉为基础、微观与宏观相结合的协同创新研究体系,基础医学的发展日新月异。

基础医学的发展史,就是一部现代医学的科学化史。有了基础科学的发展,医学才根本上从一种经验的归纳和总结,上升为一门可以称为科学的学科。

›››基础医学专业的特征

基础医学主要是培养具备自然科学、生命科学和医学科学基本理论知识和实验技能,能够在高等医学院校和科研机构从事基础医学各学科的教学及基础与临床相结合的医学实验研究的医学专门人才。

基础医学和临床医学的侧重点和教学方式不同,基础医学更注重医学基础课程的学习,包括解剖学、生理学、病

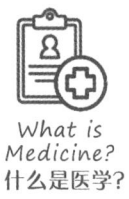
What is Medicine?
什么是医学?

理学、药理学、生物化学、遗传学、微生物学、寄生虫学等。而临床医学更注重实际操作的学习,主要课程包括内科学、外科学、妇产科学、影像学、诊断学、实验诊断学、儿科学、神经病学等。

在学习完理论课程之后,学生就会进入实验室进行研究,查阅文献,借鉴先进理论思想。同时,还要完成科研选题、实验设计与实施,探寻新发现,实现基础医学领域的创新。

>>> 基础医学展望及就业方向

自2020年起,我国开始在部分高校开展基础学科招生改革试点并实行国家强基计划。国家强基计划主要选拔与培养有志于服务国家重大战略需求且综合素质优秀或基础学科成绩拔尖的学生。基础医学属于国家强基计划的招生专业,在未来将会受到越来越多的关注和重视。

在未来,基础医学专业应该会在以下几个方面进行建设:首先,要与时俱进,加强基础医学学科内涵建设。基础医学的一些传统学科(如解剖学)的发展必须坚持以临床问题、临床需求为导向,通过基础研究切实为临床外科手术术式的改良和创新提供理论支撑。其次,要协同创新,推进医学研究的多学科交叉融合。随着对疾病研究的逐渐深入,医学家发现,一些重大疾病研究的复杂性已远远超越了人们的预料,当代医学发展越来越依赖于不同学科之间的交叉与合作。需依靠由数学家、物理学家、化学家、信息科学家、环境科学家、心理学家和工程科学家等不同学科背景的科学家组成的多学科交叉团队的共同努力。最后,要革故鼎新,推进医学教育教学改革。高等医学教育要增强学科整合、学科交叉融合以及协同创新的主动性、积极性,推动医学基础与临床的转化,推动医学人文与医学科学的整合。

基础医学专业的学生可以进入科研所从事医学研究工作,也可以成为高校教师,或者在医疗企业研究院从事医疗产品开发工作等。由于基础医学专业的学生不能报考执业医师考试,所以在未来不能成为治病救人的医生。

对于公务员考试来说,只有比较少的单位会招收基础医学专业的学生,所以基础医学专业毕业生报考公务员较预防医学、公共卫生等专业毕业生受限制一些,可以报考的公务员类型包括少数招收基础医学专业的单位、选调生、不限专业的公务员考试。那么,哪类学生更适合报考基础医学专业呢?

基础医学专业更适合愿意献身于医疗事业,为医学发展做出一定贡献,对于科学研究、论文写作、实验操作有着浓厚兴趣的学生。

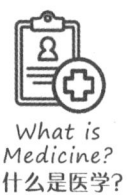
What is Medicine?
什么是医学?

》预防医学

预防医学是指以人群为研究对象,应用宏观与微观的技术手段,研究健康影响因素及其作用规律,阐明外界环境因素与人群健康的相互关系,制定公共卫生策略与措施,以预防疾病、提高生命质量为目标的医学科学。

预防医学是从医学科学体系中分化出来的,研究预防和消灭病害,讲究卫生,增强体质,改善和创造有利于健康的生产环境和生活条件的科学。预防医学与临床医学的不同之处在于它是以人群为对象,而不是仅限于以个体为对象。

医学发展的趋势之一,是从个体医学发展到群体医学,今天许多医学问题的真正彻底解决,不可能离开群体和群体医学方法。预防医学是以"环境-人群-健康"为模式,以人群为研究对象,以预防为主要思想指导,运用现代医学知识和方法研究环境对健康影响的规律,制定预防人类疾病发生的措施,以促进健康,预防伤残和疾病为目的的科学。

》》预防医学的形成与发展

》》》古代的公共卫生

公元前3 000年前后,古埃及就有了较高水平的防腐杀菌技术;古罗马很早就注重公共卫生对策,禁止在城内火葬和土葬。古印度、古埃及、古希腊、古罗马等国家在城市建设中安装上下水道等环境卫生设备。我国在公元前17世纪就出现了水源防护、墓葬、传染病隔离等简单的卫生措施。公元前1 500年前后,古印度文化中对结核、天花等传染病症状有详细的描述,并明确了疟疾是由蚊子叮咬、鼠疫是由老鼠传播所致。

人类科学地认识疾病原因起源于古希腊兴起的思想解放运动。当时,人们认为导致疾病的因素,包括气候和物理环境等,这使当时古希腊的医学开始运用科学的思想和方法判断疾病的发生。

公元7世纪左右,伊斯兰教在非洲、远东、巴尔干传播,去圣地麦加的巡礼团发现路上的村镇到处流行霍乱。之后,十字军东征,霍乱、腺鼠疫、麻风病蔓延至欧洲各国。

在这一时期,由于传染病流行带给人类的灾难,医院、大学、公共卫生制度等相继在欧洲建立起来,加上物理学、化学、解剖学、生理学、显微镜、望远镜、温度计、气压计等知识技能的创始和发明,人们对发病因素和机体变化有了新的认识,医学进入了变革时期。在这一时期预防医学也得到了迅速发展。

>>>> 工业革命时代的公共卫生

18世纪后半叶开始的工业革命席卷欧洲,工业经济的

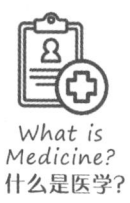
What is Medicine?
什么是医学?

兴起,使工业集中,人口都市化。环境破坏、工人贫困和城市居民公共卫生状况恶化成为这一时期的突出特点。

1842年,英国工人的孩子中有一半不满5岁即死亡,伦敦工人、商人和贵族的平均死亡年龄分别为22岁、33岁、44岁。为改变这种状况,1848年,英国制定了世界上最早的卫生立法——《公共卫生法》,该法规定,城市必须设立上下水道,设立有专家参与其中的地方卫生行政部门。1858—1871年,英国实行全国卫生状态年报体制,年报中包含霍乱、痢疾、肺结核、职业性肺疾患的发病状况,以及居民的饮食、住房和医院卫生状况。英国公共卫生理论和实践影响了整个欧洲及美国。

1851年在巴黎召开了第一届国际卫生大会,有12个国家出席,当时疾病分类尚不明确。19世纪后半叶,霍乱弧菌、结核菌等许多危害人类的传染病的病原体陆续被发现。在这一时期,公共卫生以应用微生物学为实践,卫生学则以研究病原微生物为主流,使得细菌学和免疫学成为卫生学的一个分支,进而使寄生虫学和寄生虫病学从卫生学中分化出来。在这一时期,随着环境问题的突出、食品工业的迅速发展,学校教育备受重视,环境卫生学、营养与食品卫生学及学校卫生学逐渐形成和发展,成为独立的学科。

》》》第一次卫生革命

19世纪末到20世纪初,人类从战胜天花、霍乱、鼠疫等烈性传染病的实践中,积累了免疫接种、隔离检疫、消杀病媒动物、处理垃圾粪便、重视食品和饮用水卫生等经验。同时认识到国家在城市规划中,应首先考虑上下水道和居民、工厂的卫生设施,环境卫生和卫生立法等,真正地把卫生学概念扩大至公共卫生,个体摄生防病扩大到社会性预防措施,这是医学史上著名的第一次卫生革命。

第一次卫生革命使预防医学形成了较完善的体系,特别是为降低严重威胁人类的各种传染病和寄生虫病的发病率、死亡率,做出了重大贡献,使人类平均期望寿命提高了20～30岁。在这一时期,预防医学以防治传染病和寄生虫为主要目标,个体预防开始走向群体预防。

》》》第二次卫生革命

第二次世界大战结束至20世纪60年代,工业化国家的经济发展速度超过了历史上任何时期。随着工业的快速发展和技术进步,人口也快速增长,人类需求的能源增加,各种工业产品的副产品大量生产。与此同时,环境污染、生态破坏也达到了人类历史前所未有的程度。人们的生活方式也随着科技、物质文明的进步发生了重大变化。

人口大都市化,工作忙碌,社会竞争激烈,体力劳动负荷减轻,摄入能量过剩,运动减少,吸烟、酗酒等不良生活方式流行,疾病的发生由过去的生物-医学模式转变为生物-心理-社会医学模式,疾病谱和死亡谱发生了重大变化,心脏

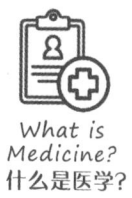

What is Medicine?
什么是医学？

病、脑血管病、恶性肿瘤发病率显著上升,而传染病发病率则锐减。这种变化使人们认识到环境污染、社会压力、心理承受能力及不良生活方式和行为与慢性疾病关系密切,疾病预防不能只靠生物医学手段,还要靠改善社会环境、社会行为、生活方式,依靠社会大卫生理念才能有效防治构成主要疾病谱的慢性疾病。疾病预防的重点从急性传染病转向慢性传染病、老年退行性疾病,注重生活方式的改变。这次卫生革命使人们对预防医学的认识更加深刻,预防医学发展到社会医学、行为医学和环境医学的社会预防阶段。

近年来,随着基因技术和健康理念的发展,医学正逐渐走向"4P"医学模式①。

》预防医学专业的特征

预防医学的任务要求它面向医学的未来,从战略的高度考虑人类的疾病和健康问题。该学科应用现代医学及其他科学技术手段研究人体健康与环境因素之间的关系,制定疾病防治策略与措施,以达到控制疾病、保障人类健康、延长人类寿命之目的。随着医学模式的发展,该专业日益显示出其在医学科学中的重要性。

预防医学专业不像临床专业直接救治个体病人,其针

---

① "4P"医学模式(4p medical model):预防性(preventive)、预测性(predictive)、个体化(personalized)和参与性(participatory)。

对的是人群,研究一旦取得了突破,往往可以使千百万人乃至全社会改变生活方式或习惯,从而守护人类的健康与生命。

》》预防医学展望及就业方向

"4P"医学模式以解决慢性病问题为首要目标,其兴起与人口老龄化息息相关。目前我国60岁以上人口已达2.64亿,预计到2050年,60岁以上的人口将超我国总人口的三分之一,人口老龄化带来了愈发严峻的慢性病患病情况。因此,在高危人群中开展预防,将显著地降低这些疾病的发病率。

诺贝尔生理学或医学奖获得者弗里德·穆拉德博士预测,由于人类社会的生存环境不断被各类污染所破坏,人类的寿命增长正在变得缓慢,甚至会停止,而预防医学和健康管理则是突破这一瓶颈的"挪亚方舟"。

始于2019年底的新冠病毒感染来势汹汹,疫情不仅严重威胁群众的身体健康和生命安全,也对各国经济运行和社会秩序产生巨大影响。2020年1月20日,我国将新冠病毒感染纳入乙类传染病,采取甲类传染病防控措施;同年1月30日,世界卫生组织宣布将新冠肺炎疫情列为"国际关注的突发公共卫生事件",并于3月11日宣布其为全球性大流行病。控制疫情的蔓延与扩散,最大限度地降低损失迫在眉睫。

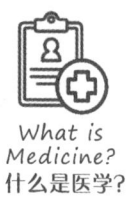

此次疫情防控,凸显了推进疾控体系现代化和公共卫生应急体系现代化建设的重要性。目前,预防医学本科教育是疾病防控人才队伍建设的主要力量来源,关乎当前乃至未来我国应对突发公共卫生事件的能力与成效。

我国卫生工作方针始终坚持预防为主,"健康中国2030"规划的核心也是贯彻预防为主的卫生工作方针。作为大众健康"守门人"的预防医学专业人才,其数量和质量将直接影响"健康中国2030"规划的实现。在新冠病毒感染防控形势下,围绕"健康中国2030"规划的实现,我国预防医学本科专业建设也将有质的提升。

几乎每所医学院校都开设预防医学专业,学生毕业后被授予医学学士学位。由于我国人口众多,地域辽阔,预防医学人才的供给远远赶不上需求,而且人数远少于临床医学专业人才,所以预防医学专业毕业生有较多选择,若想继续深造,则可以读硕士、博士,对预防医学某一领域进行深入的研究。

预防医学专业毕业生也有比较广的就业面,可以到各级疾病预防控制中心、各级卫生健康委员会、各级海关、各类医院的非临床科室(主要指医院感染管理科、医务科)及对行政、秘书、医学科研人员有需求的科室。

预防医学专业毕业生若选择体制内的单位就业,则意味着要在岗位有需求(空缺)的情况下,参加相应的事业编或公务员考试并通过后才能就职；到高校任教，将成为一名预防医学专业的大学教师，乃至硕士生导师或博士生导师。在体制外，预防医学专业的毕业生也完全可以凭借医学数据统计方面的专业优势进入医药企业做医药代表、临床协调员、临床监察员、卫生统计师等。

临床医学

临床医学的形成与发展

临床医学是研究疾病的病因、诊断、治疗和预后，提高临床治疗水平，促进人体健康的科学。"临床"即医生亲临病床，根据病人的临床表现，从整体出发，研究病因和病理，确定诊断结果，通过预防和治疗以最大限度地减轻病人痛苦，恢复病人健康。临床医学是直接面对疾病、病人，对病人直接实施治疗的科学。本书前文做了较多论述，以下只做简要说明。

16世纪文艺复兴时期，医学陈规被打破，产生了人体解剖学。17世纪，生理学建立。18世纪，病理解剖学建立。19世纪，细胞学、细菌学获得长足发展。基础医学和临床医学逐渐成为两个独立学科，数学、生物学、物理学、化学等学科的巨大进步为现代临床医学的产生奠定了坚实基础。

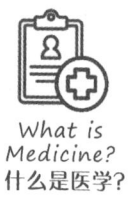

What is Medicine?
什么是医学？

17世纪，西德纳姆提出，与医生最有直接关系的既非解剖学的实习，也非生理学的实验，乃是为疾病所苦的病人，故医生的任务是首先要正确探明病人痛苦的本质，也就是应多观察病人的情况，然后再研究解剖学、生理学等知识，以导出疾病的解释和疗法。西德纳姆的呼吁获得了广泛支持，医生开始回到病人身边，从事临床观察和研究。西德纳姆也被称为"临床医学之父"。

18世纪，临床教学兴起。荷兰莱顿大学在医院设立了临床教学专用病床。临床医学家布尔哈夫①充分利用教学病床展开教学，开创了临床病理讨论会（CPC）的先河。

这一时期逐渐形成了生物医学模式。这一模式将健康看作宿主、环境和病因三者的平衡。每一种疾病都能从器官、细胞、生物大分子上找到可测量的形态和（或）化学变化，确定生物和（或）物理的病因，从而进行治疗。

在科技革命的影响下，20世纪医学先后发生了三次革命，产生了现代临床医学。第一次革命发生在20世纪30年代到50年代，标志为磺胺类药物、抗生素的发现和青霉素的大规模生产。第二次革命发生在20世纪70年代，标志为电子计算机断层扫描机（CT）和磁共振成像（MRI）的发明与应用。第三次革命发生在20世纪70年代后期，标志为利用遗

---

① 布尔哈夫（Herman Boerhaave，1668—1738），荷兰知名植物学家、人文主义者和医生。

传工程生产生物制品(如生长抑素、胰岛素、生长激素、干扰素、乙肝疫苗等)。

随着药物学、治疗学、分子生物学、免疫学、医学遗传学、器官移植学、传染病学、医学影像学等学科的发展,生物医学模式在20世纪70年代逐渐过渡到生物-心理-社会医学模式,从生物学、心理和社会三个方向综合地看待健康与疾病,并从多个方面实施综合治疗。

临床医学专业的特征

临床医学是一门实践性很强的应用科学。它致力于传授基础医学、临床医学的基本理论和预防医学的基本技能;培养能在医疗卫生单位、医学科研部门从事医疗及预防、科研等方面工作的医学专门人才。该专业学生主要学习医学方面的基础理论和基本知识,接受人类疾病的诊断、治疗、预防方面的基本训练;具有对人类疾病的病因做出分类鉴别的能力;掌握常见病发病诊断处理的临床基本技能;具有对急、难、重症的初步处理能力;掌握医学文献检索、资料调查的基本方法,具有一定的科学研究和实际工作能力。

临床医学研究和服务的对象是个体的病人。个体差异性使得临床工作具有探索性,发现疑难病例能促进和推动医学研究,同时也能在实践中检验医学研究的最新成果。

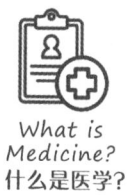
What is Medicine?
什么是医学?

>>>临床医学展望及就业方向

现代临床医学已经形成了分科专业化、发展国际化、技术现代化、学科相互渗透交叉等的鲜明特点,与社会医学、全科医学的关系日益紧密,成为人类与疾病抗争的最重要武器。

作为与疾病直接对抗的科学,临床医学在未来将发挥更重要的作用,具体发展趋势包括应用分子生物学改造临床医学、临床医学与各种学科交叉融合、临床医学与预防医学相结合、老年医学成为临床医学的重要研究课题等。

临床医学专业的本科生具有继续深造的优势,在读研时有更多选择的空间。比如,临床医学专业本科生读研时,可以选择跨考至基础医学、计算机、化学、生物、药学、预防、公共卫生等多种专业继续深造,但是不能跨考至口腔医学和护理学等专业。

通常临床医学专业研究生毕业之后,大多选择做临床医生。

>>>基础医学、预防医学、临床医学的关系

基础医学重在对生命及疾病本质和规律的认识,偏于理论;预防医学与临床医学重在操作应用,偏于实践。三者之间相互影响、相互渗透,类似于理论研究指导实践、实

践促进理论研究的关系。预防医学和临床医学在实践过程中会遇到许多难题,这些难题可以促进基础医学的研究。基础医学在取得重大突破后,可以应用于预防医学与临床医学的实践之中,改善救治病患与预防疾病的技术(图5)。

对于疾病的治疗仅仅是疾病发作的应急措施,控制不了疾病的发病率。要控制疾病的发病率,就要研究疾病发生、发展的规律,并结合疾病产生的自然及社会环境,从源头上或疾病进展过程中开展预防。这便是基础医学、预防医学以及临床医学三者之间的关系。

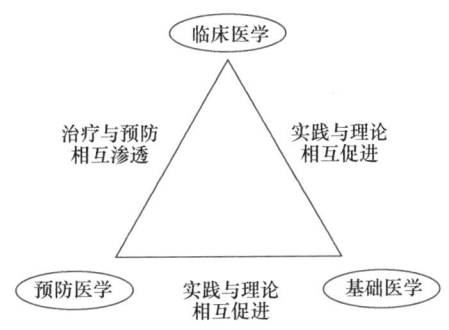

图5　基础医学、预防医学、临床医学的关系

鲁迅先生在《热风》中写道:"愿中国青年都摆脱冷气,只是向上走,不必听自暴自弃者流的话。能做事的做事,能发声的发声。有一分热,发一分光。就令萤火一般,也可以在

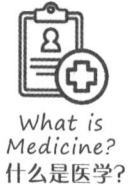

什么是医学？

黑暗里发一点光，不必等候炬火。此后如竟没有炬火：我便是唯一的光。"希望选择了医学道路的年轻人都能够坚持初心和理想，为人类的健康事业做出贡献！

医学生的成长

> 凡授我艺者敬之如父母,作为终生同业伴侣,彼有急需,我接济之。
>
> ——希波克拉底

今天的医生职业有较高的门槛,医学院怎么来的?去医学院学什么?需要锻炼什么能力?这是本部分的主题。

›› 医学院的出现

医学成为一种社会分工,成为一个职业、行业,进而成为一项事业,需要传承,需要教育,这种传承就发生在医学院。

››› 中国医学院的形成

作为教育机构,医学院的形成与医学教育活动的时代发展有关。

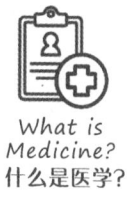
What is Medicine?
什么是医学?

萌芽时期是指公元前 22 世纪以前的原始社会。当时医药卫生活动和教育活动还没有从生产劳动、社会活动中分化出来,医药卫生经验和知识的传授与生产劳动和社会活动紧密地结合在一起,没有文字和书本,没有专职医生,这时的医学教育仅是一种原始的、简单的、口耳相传的医药卫生经验传授活动。师徒式教育时期是指公元前 21 世纪至南北朝时期。这一时期我国历经奴隶社会和封建社会,随着社会生产力的发展,人们积累了越来越多的医药卫生活动经验和知识,从而大大地丰富了医学教育活动的内容。文字的产生和发展,为医学教育活动提供了极大的便利,特别是医巫的分离和专职医生的出现,使师徒式(包括师承、家传)教育活动不断发展。但在此时期内尚未出现专门从事医学教育的机构——医学院,医学教育还仅仅作为一种活动,仍属于广义的教育范畴。

>>>> 中国医学院的出现

中国医学院出现在传统医学教育时期,发端于南北朝时期,史载南朝宋元嘉二十年(443),太医令秦承祖奏置医学,以广教授,这被认为是我国正式由政府设置医学专科学校之始。至唐朝、宋朝时,我国传统的中医药教育已相当完善,在招生、专业设置、课程设置、教材使用、教法、成绩考核等方面,建立了一整套较完善的制度,积累了丰富的经验。虽然早在秦汉时,中外关于医学即有一些交流,但在漫长的封建社会时期,我国的医学教育仍以中医药教育为主。

▶▶▶▶ 中西医学院并立渗透

1840年鸦片战争爆发后,由于西方列强侵入,中国逐步沦为半殖民地半封建社会。从晚清开始,经过北洋军阀时期和民国时期,西方医学及教育大规模传入我国。中国传统医学教育受到近代西方医学教育的影响,出现了中西汇通并汲取西医教育的特点,建立了一些中西医学校,形成了我国传统医学教育和西方近代医学教育并立渗透的局面。

1866年,我国第一所西医教育机构——博济医学堂在广州成立。1894年,李鸿章在天津创办北洋医学堂。1896年,我国第一所达到当时西方医学院校水平的上海圣约翰大学医学院成立。1910年华西协合大学和1914年湘雅医学院的相继成立,使我国医学教育向高水平的方向发展。

1911年辛亥革命爆发,清朝灭亡。各地纷纷创办国人自办的国立、省立和私立医学院校。1912年,汤尔和创办国立北京医学专门学校(北京大学医学部前身)。同年,韩清泉在杭州创办公立浙江医学专门学校(浙江大学医学院前身),张謇在南通创办私立南通医学专门学校。1917年,对我国高等医学教育产生巨大影响的北京协和医学院成立。1918年,上海成立同德医学专门学校。1921年,南昌成立江西公立医学专门学校(南昌大学江西医学院前身)。1926年,哈尔滨医学专门学校成立,伍连德任首任校长。

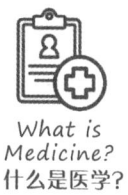
What is Medicine?
什么是医学？

1926年，上海成立东南医科大学（安徽医科大学前身）。1927年创建的国立第四中山大学医学院（复旦大学上海医学院前身）是国人自办的一所高水平医学院。在这之后，国人自办的医学院校不断涌现，如1935年国立中央大学重建医学院；1937年，国立中正医学院（第三军医大学主要前身）在江西南昌兴建；1945年成立国立浙江大学医学院（浙江大学医学院前身之一）。

>>>> 中国现代医学院

现代医学教育时期从1949年中华人民共和国成立至今。我国的医学教育进入了一个崭新的发展时期，从借鉴苏联教育模式到融合欧美医学教育方法，走上了探索和建设中国特色社会主义医学教育体系之路。

1952年7月，卫生部对部分医学院校进行院系调整，如震旦大学医学院、圣约翰大学医学院、同德医学院合并组成上海第二医学院；同济大学医学院迁往武汉并与武汉大学医学院合并，改名为中南同济医学院。经过调整，全国高等医药院校保存了31所。这样，圣约翰大学、震旦大学等综合大学中的医学院都被独立出来，调整或合并为独立的医学院。至此，我国综合大学内创办医学院的历史暂告结束，这是学习苏联教育模式的结果。1956年，北京、广州、上海、成都四地分别创建了中医学院，学制五年，此为我国高等中医教育之始。

之后,1978年国务院确定北京医学院、北京中医学院、上海第一医学院、中山医学院、四川医学院为教育部与卫生部双重领导的重点院校。1979年卫生部又确定西安医学院、武汉医学院、湖南医学院、广州中医学院、上海中医学院、山东医学院、中国医科大学、白求恩医科大学、南京药学院、沈阳药学院为卫生部和省市双重领导的院校。

西方医学院的形成

从远古时代直至古希腊时代,西方的医学教育与我国医学的教育萌芽时期特点一致,医药卫生活动和教育活动还没有从生产劳动、社会活动中分化出来。

古希腊的医学教育活动

古希腊医学曾经受益于古埃及医学。从古希腊名医希波克拉底出现后,其著作就成为古希腊医学教育和医学学习过程的主要依据。在古希腊,记住这些著作中的论述短句成为医生学习过程中最重要的任务,背诵了基本医疗知识的医生才可以行医。此时医学教育的基本形式是口授。在古希腊行医无须通过考试,培训时限也无具体限定,行医评价的最重要标准是医生的口碑。古希腊的医学教育以学生和教师的个体关系为重点,整个学习过程的核心是希波克拉底誓言中体现的价值观。这种学习方式具有强大的生命力,直至今天依然构成临床医学的基础。

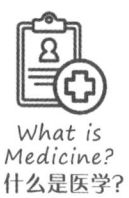

What is Medicine?
什么是医学？

▶▶▶▶ 古罗马的医学教育机构

古罗马的医学继承了古希腊医学的传统。到了帝国时期，古罗马的医学知识愈发丰富，技术也有了显著提高。到了公元4世纪，古罗马的医学教育已经形成了一定规模。古罗马的医学教育机构有两种：其一是私立医学教育机构，这是历史上最古老的教育机构之一，是由奴隶主私人创办的，奴隶主通过收取学生的学费来获取利益；其二是官方建立的学校，政府投资修建校舍，选拔优秀医生来做教师，教师的工资也由政府发放。私立医学教育机构也有不同的形式：一种是作为医生的教师，在进行诊疗活动时带上学生，在诊疗现场进行临床教学，指导学生进行学习；另一种是私立学校，当时最有名的私立学校都集中在亚历山大市。私立教育发展了一个阶段以后，到了公元4世纪，官方建立了医学教育机构，这些教育机构主要从事大学教育。

古罗马的医学教育以希波克拉底、盖伦、阿维森纳等的著作为教材，教师诵读名著并进行注释，再与学生讨论；后来发展了一种对话式的教学方法，为后期的医学教育提供了经验，很快欧洲各国出现了医学院。

▶▶▶▶ 意大利萨莱诺医学院

中世纪欧洲最早出现的医学院是意大利萨莱诺医学院，它与博洛尼亚法学院、巴黎神学院一起成为中世纪3所最早的且具有大学雏形的学院。

萨莱诺医学院的建立者是谁还没有明确说法。有人认为，公元7世纪时，一直致力于慈善救助的本笃会僧侣出资建立了萨莱诺医学院。但也有人认为，萨莱诺医学院由一位犹太人、一位希腊人、一位拉丁人以及一位阿拉伯人共同建立。当时西方医学知识主要来源于修道院医学，其中圣本尼迪克特建立的蒙特卡西诺修道院最为有名，而萨莱诺医学院与蒙特卡西诺修道院仅相距近130千米，修道院保存的医学书籍、医学知识自然为萨莱诺医学院所用。萨莱诺医学院有自己严格的教学规定，包括3年的大学医学课程学习以及不少于4年的实习期。这一时期的萨莱诺医学院使用的教科书虽仍以希腊文、拉丁文医学书籍中的摘要、残篇为主，但已经摒除了占星术治疗法，注重药物治疗。萨莱诺医学院具有非宗教性质的特点，是一所独立于教会外的世俗类学校。

希波克拉底、盖伦的医学思想因11世纪的医学翻译运动得以兴起，这是古代欧洲医学的一次重生。到了12世纪，萨莱诺医学院成为一个在地中海传播医学思想和医学产品的中心。萨莱诺医学院的外科也很有名气，尤其是解剖学，但由于中世纪教会反对解剖人体，学校解剖课都以动物尸体作为教学范本。12世纪的外科常用教科书是《班贝格外科学》，这是根据许多医生的笔记、备忘录、处方、摘录汇集而成的，其中不仅有理论问题，还有诊断、实践处方、手

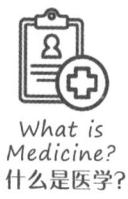

术技巧等。萨莱诺医学院的生理学和病理学建立在希波克拉底的四体液病理学说的基础上。

萨莱诺医学院的医学思想成果以诗歌的形式在欧洲各地传诵,一部名为《萨莱诺卫生管理》的医学诗歌集成书于12世纪初期,融合了一代又一代萨莱诺医者的医学思想。全诗分为两个部分,分别是对卫生、饮食的建议和对不同疾病所需药物的介绍。另外,受到希波克拉底誓言的影响,萨莱诺医学院还重视培养医生的职业道德,关注病人的心理状况的变化。随着诗歌的吟唱,萨莱诺医学院在欧洲声名大噪。

13世纪的萨莱诺医学院进入了衰退期。虽然当初百家争鸣、学术繁荣的萨莱诺医学院已然不复存在,但它作为最早的医学院,不仅留下了大量的医学教材,促进了医学思想的宣传、普及,还建立了系统化、体制化、正规化的医学教育系统,为后世西方大学的医学院树立了典范。

》现代医学教育

随着医学科技的进步和全球化进程的加快,现代医学教育在某种程度上存在趋同,但各国由于具体国情,尤其是医学教育历史传统不同,因此教育安排有所差异。

中国现代医学教育

中国现代医学教育基本源于西方医学教育体制和模式,受苏联医学教育模式影响很大。但改革开放之后,医学教育中医学学制、医学专业设置、医学专业课程、医学生的能力培养主要学习借鉴欧美医学教育方式。

医学学制

学制一般是指国家对各级各类学校的课程、学习年限等的规定,我们这里主要说明医学专业的学习年限。中国临床医学教育学习年限现在基本统一规范为五年学制本科教育、三年学制硕士教育、三至四年学制博士教育。五年学制是我国医学类院校最常见的培养模式,一般会安排3年半的基础课和临床课学习、半年的见习和1年的临床实习,学生毕业后会被授予医学学士学位。学生毕业后,可以报考专业硕士(实践型)或学术硕士(研究型)。若学生就业时选择成为医生,则其必须要到三甲医院进行3年的住院医师规范化培训(简称规培)。除五年学制外,还有"5+3"一体化和八年学制的临床医学学制。"5+3"一体化中的"5"是指完成五年学制临床医学本科阶段的学习,一体化是指三年住院医师的规培与三年专业硕士合二为一进行,学生毕业后可获得专业硕士学位、执业医师资格和住院医师规培合格证。八年学制是指本科、硕士、博士的连续教育,目标是培养具有医学博士专业学位的高层次、高素质的临

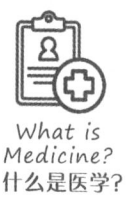

What is Medicine?
什么是医学?

床和科研人才。学生毕业后可获得博士学位和执业医师资格,还必须要到三甲医院进行1—3年的住院医师规范化培训。

医学生的成长要经历一个比较漫长的过程,临床医学专业毕业生不等于临床医生,临床医学专业的本科教育更侧重于对医学基础知识的认识和理解的通识教育。医学生必须通过本科、硕士、博士、执业医师资格考试、规培考试、专培考试等,才有可能成为真正的医生。

>>>> **医学专业设置**

目前,中国教育中医学门类下设基础医学、临床医学、口腔医学、公共卫生与预防医学、中医学、中西医结合、药学、中药学、法医学、医学技术、护理学11个专业类的几十种专业。硕士研究生、博士研究生阶段专业设置的主干课程,主要依据学生选择的具体研究方向而定。

执业医师资格考试西医类别包括临床医学、口腔医学和公共卫生三大板块。从实践角度来讲,口腔医学属于临床医学的一部分,但从历史发展来看,18世纪前牙科并没有真正成为一门专业的学科,牙齿疾病通常会由理发师等手艺人进行治疗。在这样的背景下,牙科没有成为医学院的一个专业。在后来的发展中,口腔医学逐渐形成了自己的体系。在欧美传统医学中,口腔医学和临床医学是分开的,我国也继承了这个传统,将口腔医学从临床医学中分离出来,单独设置为一个专业。到了工作岗位上,大多数公立医院里口腔科还是只作为科室出现,并列于其他临床科室。

>>>> 医学专业课程

中国医学专业课程设置采用三段式"2+2+1"教学模式,包括基础课程、临床专业课程和实习。前2年的基础课程约占总学时的45%,人文课程占比为7%~13%,少部分大学开设了医患沟通技巧理论及实践课程。第3—4年安排临床专业课程,有同步的临床见习课。实习安排在第5年,医学生在内科、外科、妇产科、儿科等科室进行为期约50周的科室轮转,每个科室2—3周不等。不同专业的医学课程设置略有不同。

医学专业本科阶段是打基础的阶段,各医学专业的主要课程都包括基础医学、临床医学和公共卫生与预防医学三大部分。这一阶段的课程,开课目的主要在于为本专业学生提供相应的学科知识,让其掌握本学科的基本理论与常规实验内容。

基础医学主要课程包括人体解剖学、组织胚胎学、细胞生物学、生理学、神经生理学、生物化学与分子生物学、医学遗传学、微生物学与免疫学、病理学、药理学、法医学等。

临床医学主要课程分为三类。第一类对于医学生将来成为一名内科、外科、妇产科、儿科等大众科室的医生非常

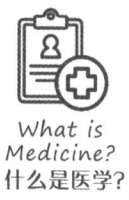

What is Medicine?
什么是医学？

重要，包括系统解剖学、局部解剖学、人体形态学、生理学、医学机能学、病理学、病理生理学、临床检验诊断学、内科学、外科学、妇产科学、儿科学、老年医学、神经病学、医学影像学、精神病与精神卫生学、卫生法学、医学伦理学、医学心理学、医患沟通技巧理论等课程。第二类对于医学生未来职业生涯比较重要，针对某专科方向性比较强，包括细胞生物学、分子生物学、组织胚胎学、神经生物学、医学微生物学、寄生虫学、病原生物学、免疫学、药理学、统计学、流行病学、遗传学及各类相关课程。第三类对于医学生从事科研工作或从事基础医学研究比较重要，包括医用高等数学、医学物理学、基础化学、有机化学、生物化学、卫生法学、文献检索、循证医学等课程。

公共卫生与预防医学主要课程除基本的基础医学课程和临床医学课程外，还要突出预防医学专业核心课程，包括流行病学、卫生统计学、卫生毒理学、营养与食品卫生学、劳动卫生与环境卫生学、职业卫生学、军事预防医学、社会医学与卫生事业管理、儿少卫生与妇幼保健学等。

不同专业类型、不同研究方向的研究生的课程可能会有较大不同。一般来说，这一阶段所学习的课程是对本科课程进行加深和强化，同时还有一些具体研究方向的相关课程。这一阶段的课程开课目的主要在于让本专业的研究生掌握必要的科研技能与科研方法，包括科研思路、实验操作方法、数据处理与分析、论文撰写等。

>>>> **医学生的能力培养**

在全球工业革命和生命科学革命频频升级的背景下，医疗逐渐向智能化方向发展。医学科学的目标从单纯的疾病诊治转向维护与促进健康，人民群众期盼有更高水平的医疗卫生服务，医学教育如何基于医学发展规律，准确识变、科学应变、主动求变，满足人民对美好生活的健康需求，是所有高等医学教育工作者面临的共同问题，势必催生医学教育的实质性转变。"新医科"由此应运而生，新医科的"新"是指创新。

道德和专业能力的综合培养　医学教育，能力为重。重"技"而轻"道"、重"治"而轻"防"、重"专"而轻"全"的医学教育格局需要改变。无论医学教育怎么发展，生命医学知识教育永远是医学教育之基。"三基"，即医学基本理论、基础知识、基本技能的学习和训练依然是新时代医学教育的核心。

医学专业及其课程设置注重培养医学生掌握专业基本知识技能和理论，但是医学更重要的问题是培养良好医德。医学是直面生命的学科，自古以来，"厚德而后为医"是医学永远不变的规律，塑造医德之魂是医学教育的第一要义。

新时代青年学生成长于多元文化背景下，德育工作始

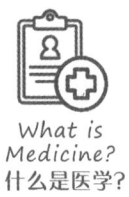
What is Medicine?
什么是医学？

终积极倡导成就智慧、完善人格的教育，培养学生成为"眼中有光、胸中有志、腹中有才、心中有爱"的卓越医学创新人才。要强化实践育人、医教协同，引导医学生广泛参与社会实践，将社会作为了解国情、丰富知识、开阔眼界、增强研究能力、培养责任感及使命感的重要阵地，让学生在德才统一、专博结合、知行合一中成长为高层次医学创新人才。

科研创新能力的培养 "新医科"人才的培养重在创新。现阶段我国很多医学院校尝试以研究为基础（RBL）的教学模式，正在积极探索在理论授课和实验教学时采用试验性RBL教学模式，采用导师制进行小组教学，要求学生根据兴趣确定研究题目，撰写科研申请书，进行实验实践，撰写论文及进行论文答辩。RBL教学模式对学生的查阅文献能力、科研能力、创新能力、分析与解决问题能力、实践能力、团队协作能力和综合素质提出了更高要求，从而也使学生得到了更多训练。

大学生创新创业训练计划项目是培养在校大学生科研能力的重要实践方式，对医学生科研思维和实践能力也有着显著的影响。在指导教师的引领下，大学生创新创业训练计划项目激励着医学生培养严谨的科学态度、突出的科研能力、开放的科研思维。

》》发达国家现代医学教育

美国、英国、法国、德国、日本等发达国家的现代医学教育属于精英化教育,入学门槛高、难度大,重视在实践中教学,淘汰机制严格。后期的全科与专科去向分流,毕业后的继续进修教育,以及从业待遇好、社会地位高等都值得我们学习和借鉴。

>>>> 部分发达国家的医学教育

美国的医学教育 美国医学教育的高度职业化体现在教育的全过程,包括严格的入学选拔、培养和毕业后培训制度以及伴随职业生涯的终生学习制度。医学院是医学职业化教育的起点,高质量的教育是医学院存在的基础。美国职业化医学教育的特点突出体现为:

- **高门槛** 学生必须通过医学院入学考试。

- **连续性** 职业化教育贯穿整个医学院教育阶段和住院医生培训阶段并培养学生终生学习的能力。

- **公众化** 通过"白大褂"仪式、荣誉奖励等庄严地宣示医学专业的基本信仰和责任。

首先,学生通过大学入学考试进入大学学习4年,若决定毕业后报读医学院校,则大学期间就要完成学位课程和医学预科课程,获理学或文学学士学位,随后参加美国医学研究生院入学考试(MCAT)。研究生的录取主要是依照学生本科阶段的平均绩点分(GPA)、MCAT成绩、学生的申请材料和面试成绩来决定的。

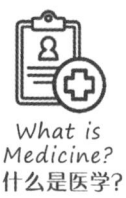
What is Medicine?
什么是医学?

美国医学院为四年学制,成绩合格者被授予医学博士学位。博士的学习课程与美国执业医师资格考试(USMLE)挂钩。学生在前二年学习医学基础课,课程结束后参加USMLE的第一部分考核;后二年进入教学医院,临床课程学习、见习和实习结合在一起,结束后参加USMLE的第二部分考核,学生考核合格后才具有申请住院医生的资格。学生毕业后须经过1年毕业后培训,在3年内参加USMLE的第三部分考核,通过者获得医生执照。学生在获得医学博士学位后,还需要在教学医院选择一个专科进行住院医生培训。其后,学生若想成为高级专科医生,则还需再参加3年的分科培训,完成考试并获医师资格证后,才可从事医疗工作。

英国的医学教育 英国的医学教育以高中毕业为起点,英国不组织全国统一的入学考试,各医学院校有充分的招生自主权。报考医学院校的学生,中学最后一学期必须学习两门理科课程(其中一门为化学)和一门非理科课程,成绩要求三A或两A一B,然后由医学院校面试进行选拔。英国在医学教育的过程中较为注重学生的自学能力和人际沟通能力,例如,在进行课堂模拟时会把学生分成多个小组,让其分别扮演医生和病人进行现场演练,再由学生和教师进行评分。毕业论文实施导师制,2~3个学生一组由一个教师负责,教师指导学生共同完成一个或多个与临床相关的课题,并做论文汇报。与美国的医学教育相比,英国的医学教育更为注重培养学生学术方面的能力。

英国医学院的学习分为基础医学阶段(2年)和临床医学阶段(3年),学生毕业后会被授予医学学士学位。学生毕业后第一年,以注册前住院医生身份参加为期各6个月的内、外科实习,合格并获结业证书后才能正式申请注册,开始接受专科训练。英国专科医生的培养由皇家内科医学院、皇家外科医学院等各专科性学院承担,学生前2年进行通科训练,通过后进入高级培训阶段,结束时获专科医生培训合格证书。全科医生是通过毕业后教育培养的,选择从事全科医生的学生先在医院实习1年,然后由皇家全科医学院进行为期3年(前二年在医院,后一年在社区)的训练,最后通过考试成为全科医生。

法国的医学教育 法国采取优选、淘汰式的医学教育体制,国家根据医生的需求数量决定招生人数,学校不能随意扩(缩)招。通过高中毕业会考的学生可进入任何一家公立医学院学习,没有名额限制,但在学期间要面临严格的筛选,即全国医学会考。法国医学教育的学制分别为六年和十一年,分三个阶段完成。第一阶段(第一年)为医学预科阶段,医学院开展健康教育,学生学习结束后参加第一次全国医学会考,医学院根据会考成绩挑选10%~20%的学生进行第二阶段的教学,其他学生转入其他专业。第二阶段(第

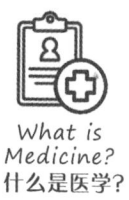

What is Medicine?
什么是医学?

二至六年),学生只有完成全部在校医学课程的学习并通过第二次全国医学会考,才能进入下一阶段的学习,其中只有50%的学生可通过考试被授予临床与治疗综合证书。第三阶段分为两个方向,学生进入全科医学培训不需要通过考试选拔,经过2年至2年半的全科医师培训,通过考核者被授予全科医学博士学位并颁发全科医师证书,可从事基本医疗保健工作。学生进入专科医师培训必须通过由大学组织的专业考试,通过4—5年的专业学习和培训,通过考核和论文答辩者被授予专科医学博士学位并颁发专科医师证书,可从事医疗和教学工作。

德国的医学教育 德国医学教育模式即临床医学教育,分为三个阶段:临床前期基础医学课程学习阶段、临床医学课程阶段与临床实习年阶段。

- 临床前期基础医学课程学习阶段 德国临床医学教育中的前二年为临床前期基础医学课程学习阶段,主要包括医用物理学、医用化学、生物化学、生物学、大体解剖学、局部解剖学、医学心理学、医学社会学等,还有急救教育以及3个月的病人护理训练。在综合性大学中,医学生往往与学科相近的其他院系的学生共同上基础课程,没有具体的专业划分。

- 临床医学课程阶段 第一临床阶段一般为1年,学生学习的重点是询问病人病史和体格检查,并学习病理学、微生物学和药理学等学科的一般知识。1年之后,学生必须通过第一阶段的医学考试,这次考试为各校独立进行。第二临床阶段一般为2年,在此阶段,学生到医院的不同科室上课,进行常见病的临床诊断、实验室诊断学习以及具体的分科培训,并且学习病理学和药理学等学科更专业的知识。医院在培养学生职业能力的同时,还要传授人文、社会科学等方面的知识。

- 临床实习年阶段　学生参加实习的前提条件是能够向实习医院提供必需的学习成绩证明。实习期间,学生大部分时间是在医院各科室轮转,其中包括内科16周、外科16周以及16周的自选科室实习。学生可以选择到大学附属医院或教学医院进行实习,也可以前往受承认的国外医院进行临床医学实习。德国和中国的部分大学有合作协议,可以互换在校大学生进行交流。完成临床实习年阶段的学生,必须参加第三阶段的医学考试,考试合格后才能够毕业。

德国医学教育的学制通常为六年,十二个学期。高等学校对于完成医学教育并通过所有国家考试的学生授予"Diplom"学位,相当于我国的硕士学位。然而,与其他国家不同的是,德国医学博士的培养并非6年医学教育以后的独立学习阶段,而是融入6年的医学教育之中,通过三次国家考试并完成博士学位论文者即可申请医学博士

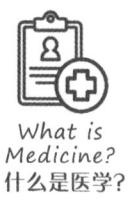
What is Medicine?
什么是医学？

学位。

在德国，获得医学博士学位并不是从医的必要条件。获得硕士学位，即取得毕业证书的医学生，只要再完成国家规定的18个月的医院实习（毕业后临床训练），就可以向各州卫生主管部门申请执业许可证书，获得证书者可以在医院或私人诊所从业。

日本的医学教育 在日本，最难考的学部是医学部，很多学生复读1—3年就是为了报考医学部，甚至有一些已经就业的人选择辞职报考医学部。

日本本科医学教育的标准学制为六年，其中包括2年文化教育、2年基础理论教育和2年临床实践教育。医学生前2年与普通学生学习一样的课程（如数学、英语等），第三年开始学习专业知识，从第五年开始在医院进行实习，两周一科。在第六年开始医学生可选择几个科目进行为期1个月的深度实习，在此期间，科室主任会根据医学生的表现给其打分。

学完规定课程后，医学生在第六年下半年开始参加医师资格考试，并要在本科毕业前参加医师国家资格考试且成绩合格，才能获得医师资格。医学生毕业后要在医学院校的附属医院或指定的教学医院中接受2年的临床研修教育，不通过此阶段培训将不能独立行医。这2年的临床研修教育相当于中国的住院医师培训阶段。医学生可选择接受2—6年的专科医师培训,经过考试或审查合格后获得专科医师资格。

>>>> **中西医学教育的差异**

中国的医学教育模式是本科教育,而西方的医学教育模式属于研究生教育。两者对于学生的要求和教学目标存在较大差异。这两种教育模式各有优劣,在教学内容的实施上,以美国为代表的西方国家具有更完善的教育体系和更丰富的经验,值得我们借鉴。

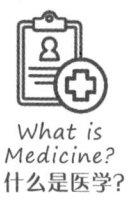

What is Medicine?
什么是医学?

医者的修炼

故学者必须博极医源,精勤不倦,不得道听途说。

——孙思邈

经过医学院严格训练的年轻人在步入社会后主要的工作场所是医院,怎样把学到的本领用来守护人类生命和健康?怎样在实践中逐渐修炼技艺,做到终生学习?

≫医院的出现

医者是社会分工所形成的职业群体,今天东方和西方的医生大都在医院工作。在历史上,古希腊医生更多的是周游各地,治病救人。如果说医院是提供医疗服务的机构,那么古埃及和古希腊的某些神庙在当时的条件下就已经具备了这种功能,同时它们还兼有收容机构的作用。

在东方,具有医院功能的医疗机构在公元前5世纪以前的印度和斯里兰卡就已经存在,公元7—12世纪,阿拉伯地区的医院发展也一度辉煌。

在西方,医院这种医疗组织模式大约于4世纪才出现,最初是由慈善和宗教人士主持的具有慈善和救护功能的救济院和医护所。医院一词直到12世纪才出现。西方医院的起源和发展与宗教关系甚为密切,战争也对其产生过重要影响。中世纪以前的医院主要以神庙形式存在,古罗马的战争促使最早的军医院诞生。公元前3世纪,古罗马军队开始占领地中海地区,征战中负伤的士兵在战场附近的古罗马人家中养伤。当军队逐渐远离古罗马时,便出现了军医院。军医院开始只是些营帐,营帐之间有足够的距离使空气保持流通、清新。后来,在战略要塞建起了永久性医疗房舍,设有病房、娱乐区、浴室、药房和护理室等。军医院由军队管理且管理十分严格。罗马皇帝奥勒留在位时曾颁布敕令:"医院必须免费为每一名士兵治疗……医院必须保持肃静……如果争吵,需受鞭笞。"

中世纪的医院主要是修道院医院。中世纪以后,新教兴起,反对修道院制度,修道院医院受到冲击,世俗医院得到发展。16世纪的世俗医院虽然比中世纪的医院更大、更复杂,但两者之间最大的相似之处就是都把社会功能放在主要位置,治疗处于次要地位。这一时期医院内部状况不佳且患者死亡率很高,这被认为是由治疗水平低下和医疗设备差造

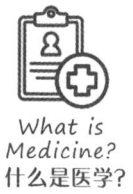

What is Medicine?
什么是医学？

成的。

18世纪到19世纪上半叶，医院的数量迅速增加，尤其是在英国。18世纪初，英国出现了私人医院，这种医院是为没有资格得到教会帮助的病人或侨民提供医疗服务的机构，多数由外行创办，费用来自自愿捐献者的馈赠，会诊医生提供免费服务。随着医学技术和医学思想的发展，医院已经不仅仅是以护理、收容为主的慈善机构，功能在发生改变。尤其是16世纪解剖学的创立、17世纪血液循环的发现，以及17—18世纪西德纳姆和布尔哈夫在病史采集、临床观察和临床教学方面的贡献，使医院被赋予了新的含义，即医院是一个可以观察疾病的地方、可以教育学生的地方。

1846年，美国医生莫顿在麻省总医院成功地示范了乙醚麻醉。1865年，英国医生利斯特①将抗菌技术应用于临床。后来，美国霍普金斯医院的医生霍尔斯特德又将无菌技术常规应用于外科。再加上20世纪二三十年代磺胺类药物与青霉素的发现使得术前预防感染成为可能，这些方法进一步降低了手术感染率，奠定了外科发展的基础。

X射线被发现后迅速用于临床，使医院出现了影像学科室。19世纪下半叶，医院就已经开始用显微镜检查尿中的异常成分和血液中的有形成分，然后开始对尿、痰、粪便或渗出

---

①利斯特（Joseph Lister，1827—1912），英国外科医师，外科消毒法的创始人。

物进行培养。20世纪的血培养、免疫技术、DNA技术等使医院实验室不断产生新的飞跃,独立于医院之外的实验中心开始出现。20世纪上半叶,医院出现了专科的分化。性病科和皮肤病科是最早从内科中分离出来的专科,心脏病科也是较早分离出来的专科。

美国霍普金斯医院从根本上对医学实践、医学教育和医学研究进行了改革,开创了医院史上的新时代。它通过联合委任的方法使医学院校与医院一体化,首创了住院医师和实习医师制,并在医院内对住院医生和实习医生进行毕业后教育;它强调将科学的方法应用于临床研究,"临床-科学家"成为霍普金斯医院的一个标志;它主张临床教学和实验室研究为教学内容的一部分,使学生在有名望的临床专家指导下进行临床学习、创新性研究和广泛的实验室训练。美国霍普金斯医院的这种"医-教-研"医院模式一直沿用至今。

医院发展到近代,才逐渐转变为以治疗为主要功能的专门化医疗机构,即现代意义上的医院。19世纪以后,医院的功能渐趋完善。进入20世纪,医院的技术建设基本成熟,管理模式则主要受西方近代企业制度管理模式的影响,遵循专业化、职业化、规范化的原则。

纵观西方医院发展历程:中世纪前的医院主要以神庙形式存在,但并非现代意义上的医院;历次战争都离不开军医院,而军医院又对普通医院的发展产生积极影响;中世纪的

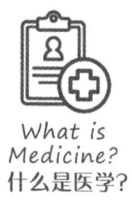

What is Medicine?
什么是医学?

医院主要是修道院医院;16世纪后,世俗医院得到了发展,基督教对医院的影响渐渐减弱;18—19世纪,科学技术对医院的发展产生了重要影响,使医院从以社会功能为主向以医疗功能为主转变,医院成为集医疗、教学、科研于一体的临床机构;进入20世纪,随着医院在医疗技术方面所取得的重大成就,医院的技术建设已经渐趋成熟。

我国的中医并没有自发形成类似于医院的组织形式,而是采用两类传统模式,包括走方郎中模式行医和坐堂医生模式行医。走方郎中模式行医最为古老,其特点是居无定所。坐堂医生模式行医最早起源于著有《伤寒杂病论》的东汉张仲景,他早年学医,后来进入仕途就任长沙太守。他打破了官府的戒律,亲自坐于衙门大堂之中,凡有疾病者不论贫贱与否皆可入衙门接受诊治。由于衙门被称为大堂,后来的医馆就被称为"堂"。随着西医的传入与发展,中医"堂"的主流地位逐步被取代。为了生存和发展,中医不得不积极仿效西医开始创办医院。

》医生培养的三个阶段

古语有云:"医之为道,非精不能明其理,非博不能致其得。"医学传承至今,其知识层次之丰富,内容之广泛,促使一代代医者终生求索。然而,千百年来欲为医者,读书、考试、临床实践缺一不可。

"人命至重,有贵千金。"医生是一个"晚熟"的职业,入职门槛高,培养周期长,成才难度大。现代医学的发展历经千年而愈发成熟,医生的培养目标与评价体系也更为规范。我国对于医生的培养尚处于探索和完善阶段,目前已经形成具有特色的并且逐步与国际接轨的医学教育及医生培养体系,通常划分为三个阶段,即在校教育阶段、毕业后教育阶段及继续教育阶段,这是一种贯穿医生终生的教育培养模式。以严苛的标准培养医生,体现的是对生命的尊重。

健康所系,性命相托。医生素质关乎生命安全,医学教育关系民族未来,培养高质量的医学人才,必须着力提升人才培养质量。在医生培养的三个阶段中,对各领域知识能力的培养是一个循序渐进的过程,教学与培训采用的方法与途径也各有侧重。

〉〉〉在校教育阶段

在校教育是指学生在医学院校接受教育阶段。在校教育阶段是医生培养的第一阶段,学生在校期间主要通过对医学课程的学习掌握医疗临床应用和实践所需要的医学基础知识;同时,本科医学教育内容还包括基层卫生实践、全科和社区医学知识、医学人文知识、医患沟通技巧、循证医学乃至叙事医学等,为培养和聚合具有综合素养的医生奠定基础。

在校教育阶段,主要是培养学生掌握坚实的基础知识

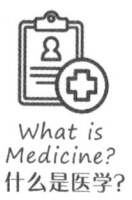

与相应的实验与临床技能。通过课堂学习、文献查阅、小组研讨等理论学习方法，学生能加强对医学基础知识的掌握；通过临床观摩学习、临床实习、实践等方法，学生能掌握操作技能以及临床技能，用医学基础理论知识指导实践操作。学生应培养主动学习的意识和能力，客观分析判断自己的学习特性，养成不断获取医学知识和完善、更新临床技能的终生学习理念。

》》毕业后教育阶段

毕业后教育阶段是指住院医师及专科医师培训和(或)专业学位研究生培养阶段。毕业后教育阶段是医生培训的第二阶段，侧重培养医生的综合职业素质，使其全面掌握医学专业知识与临床实践技能，尤其是要强化个人所修专科领域更为广博、精深的专业知识，使之成为合格的专科医生或通科医生，具备在某专科领域内独立执业的资质。

住院医师的培训是实现从基础理论到临床实践转化的重要阶段，也是医学人才成长的最关键阶段。毕业后对于医学教育的进一步"打磨"是对住院医师综合能力的培养，主要有三种方式：其一是根据制定的课程体系开展教学活动；其二是在上级医生督导下参与对病人进行诊断与处理的临床实践；其三是参加旨在培养住院医师技能并保持终生学习技能的学术活动。

>>> 继续教育阶段

继续教育阶段是指经过住院医师培训之后的医学教育阶段。该阶段是医生培养的第三阶段,医生需要继续学习并更新其所从事医学领域的知识,了解相关研究的最新进展,进而采用最前沿的理论与实践指导临床决策,实现医疗服务水平和质量的提高。

尽管现代医学飞速发展,但人类对于生命的认知还有不少盲区,很多疾病无法从根本上治愈,需要医生终生探索和实践。医学是发展日新月异,新知识、新技术层出不穷的学科。毕业后的继续教育是保证医生技术水平不断提高的关键,也是促使医学不断发展的必然要求。医学的学习是一个终生过程,这也就决定了继续教育应贯穿医生培养的全过程。

继续教育阶段是医生在完成本科医学教育和研究生培养之后所开始的教育和培训阶段,贯穿于每位医生的整个职业生涯。它关注医学实践的知识和技能领域内的继续教育,旨在培养包括具有医学管理学、社会学和人文科学等知识的综合能力的高质量临床医生及医务工作者。

>> 医生实践

就医,最重要的是选择医院、选择医生,那么你在选择

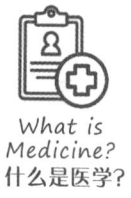

What is Medicine?
什么是医学？

医生的时候也会做出这些选择吗？公立医院的医生、年纪大的医生、学历高的医生、头衔多的医生、科研水平高的医生、挂号费贵的医生、态度好的医生、开药便宜的医生……这些选择有一定的依据和道理，也反映了社会对于医生角色的期待。

医生，作为健康的守护者，担负着"除病痛，助健康"的神圣职责，社会对其角色也有着特别的期待和要求。每位病人都希望在就医时遇到一位医术高明、正直体贴、态度亲切的好医生，其实质就是社会对医生角色的多方面期待。医生只有理解社会对医生角色的期待，按照社会对其角色的规范要求从事医务活动，不断提高医疗服务水平，才能更好地承担医生角色，成为名副其实的"白衣天使"。

》》疾病诊断

当骨科医生给一个膝关节疼痛的病人拍摄腰椎或骨盆的 X 光片且没有解释清楚时，多数人都会怀疑医生是否专业，是否存在过度医疗。"头痛医头，脚痛医脚，发热退热，腹泻止泻"是大部分病人对医生准确断病的共识，但是，由于疾病本身的复杂性及症状的重叠性，不同疾病之间的鉴别和诊断可能与这种传统观念大相径庭。

临床诊断是医生和护士依据诊疗规范，运用医学知识、技能对病情做出的判断。临床诊断方法包括病史采集、体格检查及必要的辅助检查。由于疾病的复杂性,综合运用多种诊断方法和诊疗技术对判断病人病情更为有利。

》》》》病史采集

病史采集主要通过对病人进行问诊和阅读病人以往病历获得。问诊的内容包括病人的基本信息,如家族背景、社会角色等与病情有关的资料,以及病人主诉(如头晕、恶心伴有食欲不振等)、现病史(包括患病的时间、症状、曾经采取过的治疗方式等)、既往病史(曾患有的疾病情况)、家族史(有无家族遗传疾病)等。医生可通过问诊获得病人60%~80%的诊断和治疗方案的线索,有经验的医生甚至可以通过问诊形成基本的诊断意见,并辅之相应检查来验证自己的印象诊断。由此可见,问诊在临床工作中有着举足轻重的地位。

》》》》体格检查

体格检查是医生运用自己的感官、手法或借助传统的辅助工具(听诊器、叩诊锤、血压计、体温计等)对病人进行细致的观察与系统的检查,找出机体的正常或异常征象,其主要方法包括视诊、触诊、叩诊、听诊和嗅诊。骨科和神经科等其他专科检查中还有一些特别的手法。

》》》》辅助检查

辅助检查通常包括实验室检查、影像学检查、内镜检

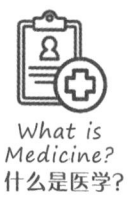

What is Medicine?
什么是医学？

查、病理学检查。有些不能归属于这四类检查的,如心电图检查、脑电图检查、肌电图检查、肺功能检查等,称为其他特殊检查。

>>>> **临床诊断思维**

诊断是一切临床医疗工作的前提,围绕治疗而开展的病因分析、预后分析和临床治疗这三项工作都必须以准确的诊断为前提。

医生接触病人时,诊断的思维过程即相应开启。此时医生仿佛打开了"黑箱"①,病人的病情是完全未知、等待探知的,需要层层剥离未知元素,才能破解"黑箱"。临床诊断思维中的诊、断和验证诊断三个环节就是破解"黑箱"的过程。"诊"是医生在对病人进行病史采集、体格检查和有选择的辅助检查,尽可能真实、全面地收集临床资料后提出假说,是在掌握不完全信息下的判断;"断"是对已经获得的资料进行综合分析形成结论;"验证诊断"是用治疗或其他手段对诊断结论进行检验。临床诊断遵循从个体到一般(普遍)再到个体的规律,即先掌握病人的个体症状,对照医学理论,再针对病人实施有针对性的治疗方案。

---

①黑箱方法:通过观测黑箱外部输入信息和输出信息来研究和认识其功能、特性、结构、机理的科学方法。这一方法注重以整体和功能考察事物和系统,根据观测的输入(因)和输出(果)的数据建立黑箱模型,对系统的内部结构和机理做出预测。

临床决策与循证医学

临床决策、循证医学的定义

临床决策是指医生根据病人的临床症状体征,针对其具体情况应用不同诊断方法,确定适合其病情的治疗方案,采取相应的护理措施,对其预后进行分析判断,甚至对所需费用也要做必要考虑的过程。

循证医学是以证据为基础的医学,又被称为求证医学或实证医学。著名的临床流行病学家萨克特将其定义为"慎重、准确和明智地应用所能获得的、最好的研究依据来确定病人的治疗措施"。循证医学实质上是一种包括获取信息的方法、评价信息可靠性的方法、制定临床医疗决策的方法在内的方法学,以理性与传统临床医学的经验性区别开来。

循证临床决策

循证医学对临床决策提出了一种全新的解决模式,即循证临床决策。它强调直觉的、非系统的临床经验,认为病理学、生理学推理不能作为临床决策的充分依据,而应更多地遵循科学的临床研究所取得的证据。做出正确的循证临床决策必须经过三个阶段:第一阶段最为重要,是利用循证医学的方法收集资料信息,选择最佳证据阶段,或可称为循证阶段;第二阶段是拟订决策方案的科研设计阶段;第三阶

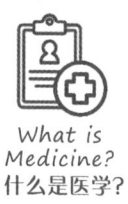

What is Medicine?
什么是医学?

段是对决策方案进行评价的抉择活动阶段。

>>> 治疗

>>>> 治疗的思维过程

医生必须回答病人几个基础问题:患了什么病?为什么会患病?所患疾病有何不良影响?能够采取哪些治疗手段?对病人做出初步诊断后,如何治疗的问题随之而来。一般而言,决定治疗方案的时候,总要遵循以下思维过程:

• 治疗目标是治愈、姑息性治疗、对症治疗抑或巩固性治疗?是否能预防复发,减少功能丧失,预防并发症?

• 应用全部能够获得的证据,选择最适合的治疗手段。

• 优先处理对病人生命和健康影响最大的疾病。

• 各种治疗手段之间,特别是各种药物之间,作用是相加还是相减,或各自起作用?

• 治疗何时停止,何时改变药物用量或改用其他疗法?

• 明确各种治疗手段的局限性、可能的并发症及其应对措施。

• 治疗的好处、潜在害处与费用相比是否值得?

• 治疗结果是否支持原先诊断?若疗效不好,则要考虑是病情过于严重无可挽回,还是治疗方法选择不当或药物剂量偏差,抑或诊断有误,是否需要根据新的诊断再进行试验性治疗。

>>>> 治疗的基本原则

"有时去治愈,常常去帮助,总是去安慰。"这是特鲁多医生的墓志铭。特鲁多说:"作为医生,我们不可能治愈每一个病人,有时甚至无法向病人提供任何医疗的帮助。但是,作为医生,我们可以时时去帮助我们的病人,在治疗、帮助的过程中,可以更多地去安慰他们,使他们病痛的心灵得到慰藉。""去治愈"需要丰富的科学知识和实践积累,但医生不能治愈一切疾病,不能治愈每一个病人,技术之外,医生常常要用温情去帮助病人。因此,给病人以援助,应该是医生的经常性行为。医学关注的是在病痛中挣扎、最需要精神关怀和诊疗的人,而医疗技术自身的功能是有限的,需要用沟通中体现的人文关怀去弥补。医生不仅要治疗疾病,更要治疗病人。因此,在治疗的过程中,应坚持以下原则:

以人为本原则 医生要维护病人的最大利益,提高其生命质量,并时刻注意建立良好的医患关系。

职业道德原则 医生要秉持救死扶伤、不辞艰辛的执着追求,维护医术的圣洁和荣誉。

重视心理治疗原则 医生对病人要有精神抚慰。医生

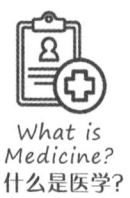
What is Medicine?
什么是医学？

在治疗病人的疾病时，除了要关注其生理性病变，还要考虑可能影响其疾病的心理、家庭、社会等因素，学会从精神上理解、关心病人。

整体性和统一性原则 医生在采取治疗方案时，应兼顾各种治疗方法之间的关系，如全身与局部、治标与治本、心理与躯体，采取综合治疗方法，以期达到最佳治疗效果。

个体化原则 医生在疾病的诊疗过程中不仅要掌握疾病和治疗的普遍规律，还应考虑到个体存在差异，有针对性地采用个体化治疗方案。

最优化的治疗原则 为避免对病人造成伤害，医生在取得最佳疗效的基础上，应选择对病人损伤最轻、风险最小的治疗方案。

最低成本原则 治疗方式的选择应遵循以最低代价获得最好效果的原则，充分考虑病人的经济承受能力。

预防为主原则 治疗疾病时，医生有责任向病人介绍如何预防相关疾病的知识和康复过程中的注意事项。

▶▶▶▶ 常用的治疗方法

根据治疗目的分类 治疗方法很多，根据治疗目的可将其分为根治性治疗、支持性治疗、舒缓性治疗、预防性治疗、康复治疗和诊断性治疗。

根据治疗手段分类 根据治疗手段分类,治疗方法主要包括手术治疗、介入治疗、内镜治疗、冷冻治疗、加热治疗、激光治疗、药物治疗、放射治疗、生物反应调节剂治疗、干细胞移植治疗、基因治疗、血液净化治疗、心理治疗、自然治疗、物理治疗和作业治疗、饮食治疗。

沟通和职业精神

沟通

"世事洞明皆学问,人情练达即文章。"每个人生活和工作于群体聚集的社会中,人际互动不可避免。

医生如果能与病人融洽沟通,不仅在各个方面有助于对病人的治疗,还有助于化解医患之间的误会与矛盾,益处良多。医患之间要进行及时、准确、有效的沟通,就必须遵循一定的原则。一般来说,沟通应遵循诚信、明确、简明、连续四大原则。而医学专业方面的提问则更有其技巧性,可以采取封闭式提问与开放式提问两种方法。封闭式提问适用于收集病人资料,优点是病人能直接回答问题,医生能迅速获得所需信息。开放式提问的答案范围较广,可诱导病人开阔思路,表达自己的观点和想法。

医生在聆听病人倾诉时要保持耐心,用简短的词语来回应,对病人所述内容做简明扼要的复述,以利于医患双方达成共识。

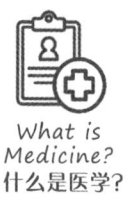
What is Medicine?
什么是医学？

医生在与病人的沟通中应努力做到：以人为本，平等对待病人；对病人情况进行全面了解；对病人有同情心；在询问病史和治疗疾病的过程中，常涉及病人的隐私与身体秘密，对此，在不损害社会公众利益的前提下，医生应严守病人的秘密；病人和医生谈话是一个双向沟通的过程，医生应把所理解的内容及时反馈给病人，表示理解了病人的情感；医生要耐心倾听病人的意见，了解其生活情况，让病人参与决策，这对于医生全面、准确地寻找出病因，并制定出有针对性和可行性的干预措施具有重要的价值。

》》》》职业精神

倡导医德的东方和西方标志性思想，如孙思邈的"大医精诚"理念，为后世医生树立了榜样。今天公认的医学伦理学有四大原则：尊重——尊重病人及其做出的理性决定；不伤害——诊治过程中不使病人身心受到损伤；有利——保护病人利益；公正——合理分配，保障医疗和健康利益。

医生必备的职业精神通常包括八种：救死扶伤的人道主义精神；热爱医护工作的奉献精神；对病人认真负责的敬业精神；对医术精益求精的探索精神；不畏艰难、勇于攀登的创业精神；对病人全方位关怀的人文精神；维护病人利益的诚信精神；互相协作、共同提高的团队精神。

医生与科学家的双重身份

裘法祖院士曾经说过,如果一个外科医生只会开刀,他只能成为开刀匠,只有既会开刀又会研究才能成为外科学家。世界著名医学院的学术声誉不仅仅在于医生精湛的医疗技术,更在于这些医生在研究中为现代医学发展做出的重大贡献。

科研能力及创新能力培养

一名真正合格的临床医生不仅要有良好的职业素养、扎实的医学基础知识、娴熟的临床技能,同时还应有较高的科研水平。科研思维、创新能力是医生应具备的重要素质,医学生在学习过程中应有意识地将科研创新意识培养与基础知识的构建相结合,提高对知识的整合及综合应用能力。

培养科研意识

亚里士多德认为,思维是从疑问和惊奇开始的。科研意识的养成要从学校教育阶段抓起。学生从实习开始,就要多观察、勤动手、善思考,深入临床实践。在学习与临床实践中,除了仔细聆听教师的诊断治疗意见,还要多向教师请教,要领悟教师做出诊疗决策的思维方式,做到知其所以然,养成科研意识。学生应对新鲜事物具有好奇心,对临床实践问题具有敏锐的洞察力,从而激发思考,引起探索欲望,开始科研创新活动。

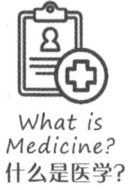

What is Medicine?
什么是医学?

>>>> 培养科研思维

很多人认为,科研就是提出问题—做出假设—设计实验—得出结论的过程。在课程计划中,通过验证性实验,体会前人的科学思维、科学研究思路;通过设计性实验、学术讲座、科研小组活动等提高实验设计、观察测定、数据处理和综合分析能力等,逐渐形成严谨的科学态度、求是的科学精神、科学的思维方式及良好的道德规范。学生应用心参加这些活动,培养自己的科研意识,努力训练自己的科研思维。

然而,学生从事医学科学研究还应训练自己掌握共性和个性的哲学思维。医学科研活动充满哲学意蕴,包括共性和个性的原理,就像张孝骞所说的"病情就像人的面孔一样,没有两个是相同的"。教科书中概括的是疾病的共性,在临床实践中每一个病人表现的则是个性,疾病的共性存在于病人的个性当中。医生的科研创新思维不会凭空产生,它来自广博的知识、大量的实践和不断的思考,因此,临床实践中创新思维的养成需要医生能够分析掌握病人的个性,在接触每一个病人时,一定要将疾病的共性和病人的个性有机结合,从病人个性特点上升至理论共性,再回归病人个性特点,有针对性地给予诊疗方案,这不但能够提高自己诊治疾病的临床能力与水平,还能够在不断总结经验的过程中产生科研灵感。

〉〉〉〉掌握基本的科研方法

学生应该在学校开设的课程中掌握基本的科研方法并学会熟练运用,如通过学习医学文献检索、医学科研设计与论文写作、自然辩证法、医学统计等课程,熟练掌握文献查阅、科研选题及实验设计、辩证思维、论文撰写等基本技能。

〉〉〉〉遵守医学研究的道德准则

1946年《纽伦堡法典》和1964年《赫尔辛基宣言》的诞生,制定了包括以人为受试对象的生物医学研究的伦理原则和限制条件,从涉及科学地开展人类受试者的医学研究、保护研究对象隐私、征得知情同意、试验后保障等方面规定了涉及人类受试者的医学研究的伦理原则。概括来说,医生在从事科研活动时应遵循如下道德原则:

应基于造福人类的纯正目的 旨在增进人类的身心健康,防病治病,提高人口素质,造福人类。

应具有严谨治学的科学态度 医学科学研究的对象是人体及其疾病,它直接对人的健康和生命负责,因此科研工作者应具有尊重科学、实事求是、严谨治学的态度。

应具有主动配合的协作精神 医学科研课题往往需要跨学科、多部门、多专业的共同努力才能完成,所以医学科研工作者应正确对待他人和尊重他人劳动成果,正确对待

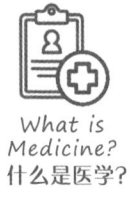

自己和评价自己的成就,正确对待学科、部门和同事之间的关系。

应具有百折不挠的顽强毅力　科学研究是一项艰苦曲折的工作,任何科学成果的获得都必须付出艰辛的劳动和大量的心血。

>>> 如何做好临床科学研究?

临床科学研究分为基础研究、应用基础研究、应用研究、开发研究和软科学研究五种类型,其研究方法与过程各有特点,一般包括科研选题、课题设计、课题实施、资料整理和统计分析、论文发表及成果推广五个阶段。

>>>> 科研选题

科研选题是指选择和确定科学研究的课题。德国物理学家海森堡曾说过:"提出正确的问题,往往等于解决了问题的一半。"爱因斯坦也曾指出,提出一个问题往往比解决一个问题更重要,因为解决问题也许仅是一个数学或实验的技能而已,而提出新的问题,却需要有创造性的想象力,而且标志着科学的真正进步。选题阶段是科学研究的起点,申请的课题需要解决国内外普遍关注的问题,有社会价值,能带动学科的发展或者促进某个产业的发展,应该遵循需要性、创新性、科学性、可行性和效益性的原则。

▶▶▶▶ 课题设计

课题设计是指包括课题研究构思、技术路线、具体内容指标、方法步骤、时间安排、人员分工、经费预算等在内的一整套研究方案。近年来，在世界各国研究人员的共同推动下，人工智能、大数据等新一代信息技术日趋成熟，并已经逐步应用于课题设计方案中。

利用人工智能，可以建造临床科研工具和科研数据分析模型，为科研提供有效支撑。

大数据可作为医学科研的辅助手段进行信息采集、运算，并对数据信息进行处理，能够有效提高科研效率。

在课题设计过程中，应遵循循证医学理念，厘清科研思路，按照科研的流程编排内容，结合软件协助科研设计，提高科研应用能力。

▶▶▶▶ 课题实施

科研选题和课题设计完成后，就要集中精力进行设计方案的实施。这是时间最长、工作最艰苦的阶段。如果说前两个阶段主要是课题负责人和部分主要研究人员参与，那么这一阶段则需要课题组全体成员共同行动。

▶▶▶▶ 资料整理和统计分析

资料的整理是对零散的原始数据进行科学加工，使数

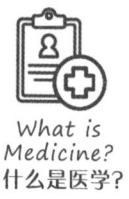

据系统化、条理化和科学化的过程,主要过程包括核校原始数据、资料分组和形成整理表。资料的统计分析是根据研究的目的和资料的类型,选择合适的统计分析方法进行统计描述和统计推断。

>>>> **论文发表及成果推广**

课题实施所得到的认识需运用辩证的观点,围绕课题假设的中心思想,综合提炼出说明性的观点并形成结论,再以学术论文的形式加以体现。

课题完成后面临的重要任务就是所收获科技成果的推广。广义的成果推广包括成果的鉴定、奖励、保护等一系列扩大科研成果应用范围或起作用范围的活动;狭义的成果推广一般是指科技成果的推广应用。无论是何种形式的推广应用,我们都必须始终注意对成果的保护。

>>医学奖项

"不为良相,便为良医",把"医"与"相"并提,更使人深觉医者责任重大。可见,胸怀大志的儒者,把从医作为仅次于入仕的人生选择,正是因为医学的社会功能与儒家的经世致用(治国平天下)思想比较接近。历史上医者仁心、悬壶济世、救死扶伤、杏林春暖等佳话层出不穷,今天,为表彰在医学领域有杰出贡献和卓越成就的医学人员,中外均设有相关医学奖项,为医学的圣洁与荣耀加冕。

〉〉〉世界医学奖项

目前世界上有很多与医学相关的奖项,分量较重、较有影响的如下:

〉〉〉〉诺贝尔生理学或医学奖

诺贝尔生理学或医学奖,是根据瑞典化学家诺贝尔的遗嘱而设立的,目的是表彰在生理学或医学领域有重要发现或发明的人。该奖是世界最有影响力的医学奖项,1901年首次颁发。1935年,中国现代医学先驱伍连德①成为首位获得该项提名的华人,提名的理由是他在肺鼠疫防治实践与研究上的杰出成就发现旱獭(土拨鼠)于其传播中的作用;2015年,屠呦呦②获得诺贝尔生理学或医学奖,成为首位获得该奖的中国本土科学家,获奖理由是发现治疗疟疾的新疗法。

诺贝尔生理学或医学奖的奖章,正面印有阿尔弗雷德·诺贝尔的左侧面头像和以罗马数字写出的生卒年份;奖章反面有两位女神,右边的是知识女神,她揭开了站在左边的自然女神的面纱(图6)。

---

①伍连德(1879—1960),中国公共卫生学家、医史学家,中国海港检疫创始人。
②屠呦呦(1930—),发现了青蒿素,这种药品可以有效降低疟疾患者的死亡率,2015年获诺贝尔生理学或医学奖。

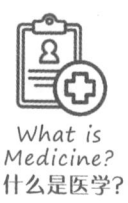

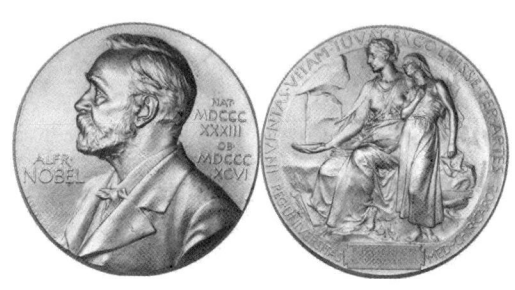

图6 诺贝尔生理学或医学奖奖章

>>>> **美国拉斯克医学奖**

美国拉斯克医学奖被称作"诺贝尔生理学或医学奖风向标"。1946年,美国广告经理人、慈善家拉斯克及其夫人共同创立该奖,旨在表彰在医学领域做出突出贡献的科学家、医生和公共服务人员。该奖设有三个奖项:基础医学研究奖、临床医学研究奖和公共服务奖,后又增设特殊贡献奖。2011年,临床医学研究奖获得者是屠呦呦——中国首位获此奖的科学家,获奖理由是"发现青蒿素——一种用于治疗疟疾的药物,挽救了全球,特别是发展中国家的数百万人的生命"。

>>>> **以色列沃尔夫医学奖**

以色列沃尔夫医学奖是沃尔夫基金会自1978年开始颁授的奖项之一,奖励那些在医学,特别是基础医学方面有重大发现的科学家。

▷▷▷▷ 加拿大盖尔德纳国际医学奖

加拿大盖尔德纳国际医学奖于1959年由盖尔德纳基金会创立,奖励在医学领域有重大发现和贡献的科学家。

▷▷▷ 中国医学奖项

目前国内有很多与医学相关的奖项,分量较重、较有影响的如下:

▷▷▷▷ 国家最高科学技术奖

国家最高科学技术奖于2000年由国务院设立,是中国国家科学技术大奖中最高等级的奖项。该奖项授予在当代科学技术前沿取得重大突破或在科学技术发展中有卓越建树,在科学技术创新、科学技术成果转化和高技术产业化中创造巨大经济效益或社会效益的科学技术工作者,每次获奖人数不超过2名。截至2020年1月,共有8位杰出生命科学工作者获得该奖,包括袁隆平、屠呦呦等。

▷▷▷▷ 中华医学科技奖

中华医学科技奖是中华医学会面向全国医药卫生行业设立的科技奖,内容涉及广泛,包括医药领域里的自然科学、技术发明、科学技术进步、国际科学技术合作,旨在奖励在医学科学技术领域中做出杰出贡献的个人和集体。

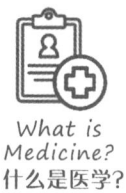
What is Medicine?
什么是医学?

>>>> 宋庆龄儿科医学奖

宋庆龄儿科医学奖于 2006 年由中国宋庆龄基金会与卫生部妇幼保健与社区卫生司共同发起,以表彰和鼓励在儿科医学领域杰出的科研成果。其宗旨是促进儿科医学领域的科学研究,推动儿科医学事业的持续发展,培养和鼓励广大医务工作者在儿科基础医学、临床医学、预防医学领域科研的创造性和献身精神。

>>>> 邵逸夫生命科学与医学奖

邵逸夫生命科学与医学奖是邵逸夫奖下设的三个奖项之一,评选的原则主要考虑候选人的专业贡献,该奖项于 2004 年开始颁发。

医学的未来

> 身体的健康是幸福的要素,其次重要的是一种独立生活和免于忧虑的能力。
>
> ——叔本华

如果说医学是守护生命健康的知与行,是人们一直与疾病、衰老和死亡抗争的见证,从未停止,我们的终极目标就是要健康生活,那么到目前为止,人类只是取得了阶段性的局部胜利。医学乃至科学的发展,给予我们信心和希望,我们还能做得更好。

》生命健康自我做主

随着现代社会的飞速发展,危害人类健康的因素从原来以生物因素为主,逐渐转向以社会因素和行为因素为主。例如,环境污染、生态毁坏,以及高度的社会竞争和不断加速的生活节奏给人带来的长期过度紧张;现代社会存

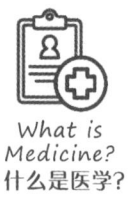

What is Medicine?
什么是医学?

在许多有害的生活方式和行为,如吸烟、酗酒、过度饮食、吸毒、不健康的性行为等。这些问题的解决除了依靠医疗保健的发展外,更主要的是要增强人们的环境意识和自我保健意识。越来越多的人开始自觉地进行环保行动,选择健康的生活方式,增加运动。健康观念的不断更新和提高,自我保健观念的提出和执行,有助于我们实现生命健康自我做主。

》人类卫生健康共同体

传染病预防或公共卫生事业,易被忽视或遗忘,因为预防做得好,结果仅是"坏事"不发生,却似乎没有什么正向收益。其实,避免灾难本身就是最大的正向收益。对"防患于未然"的价值,全社会尚缺乏深刻的认识。人们更愿去做结果明显的"好事",而不是防患于未然。全社会都需要重视大预防卫生观念。它主要包括四个方面的内容。

》》》全病种预防

全病种预防包括生理性疾病、心理性疾病、社会性疾病的预防。

》》》全病程预防

全病程预防包括未病先防、病中防变、病后防残。

❯❯❯ 全生命过程预防

全生命过程预防包括婴幼儿、青少年的疾病预防和健康教育,以及中老年的预防保健、临终关怀和死亡教育。

❯❯❯ 全方位预防

全方位预防包括医学预防、教育预防、社会预防、心理预防、体育预防、营养预防、生活行为预防和系统性预防。

人与自然、人与社会的关系是人类健康的基础。在现代,由于社会发展和人类的活动对自然界的干扰越来越大,自然界的许多变化已经超过了自然的调节能力,这种生态环境的改变已严重危害人类的健康,甚至危及生命。"大卫生"观念认为,人是现代社会和生物自然体系中的一员,是连续的自然系统中的一个有机单元,人与自然有着纵横交错的联系和影响。因此,维持健康状态和提高健康水平,就要着眼于全人类及整个生物圈,包括人类本身的繁衍、生长、发育、保健、疾病防治和康复水平的提高,自然环境和社会环境质量的改善。

❯❯ 整合医学

现代医学中健康观念已经与传统健康观念有很大的不同,现代医学健康观是一种综合的健康观,它强调人在心理、身体和对社会生活的适应上的全面的完满状态。然而,

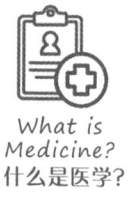

What is Medicine?
什么是医学？

人类要达到这样的健康标准，如果像以往那样仅仅依靠对医疗的投入是不够的。许多统计数据表明，单纯对医疗的投入并不能明显地改变人类整体的健康水平。在这种情况下，整合医学——大健康观念应运而生。医学对人类健康的维护正在由以医疗为主转为向预防、医疗、康复和保健一体化的方向发展，这一发展方向同时也逐渐成为一种新的医学观念而为更多的人所接受。根据这种观念，医生不仅要承担治病的责任，而且要担负起预防、保健等多方面的任务。医院也不仅仅是治病的场所，同时也应该是预防机构、咨询机构和进行健康教育的机构。病人自己也是医者，病人之间也要自医互助。

医学是一项光荣的事业，每个人都有责任和义务为其发展助力。正如马克思所说，如果我们选择了最能为人类福利而劳动的职业，那么，重担就不能把我们压倒，因为这是为大家而献身；那时我们所感到的就不是可怜的、有限的、自私的乐趣，我们的幸福将属于千百万人。

参考文献

[1] 程志,李志平,张福利,等.医学导论[M].北京:中医古籍出版社,1998.

[2] 戴蒙德.枪炮、病菌与钢铁[M].谢延光,译.上海:上海译文出版社,2016.

[3] 道金斯.自私的基因[M].卢允中,张岱云,陈复加,等译.北京:中信出版集团,2018.

[4] 赫拉利.人类简史:从动物到上帝[M].林俊宏,译.北京:中信出版集团,2014.

[5] 卡斯蒂廖尼.医学史[M].程之范,译.桂林:广西师范大学出版社,2003.

[6] 罗思曼.还原论的局限:来自活细胞的训诫[M].李创同,王策,译.上海:上海译文出版社,2006.

[7] 皮克斯通.认识方式:一种新的科学、技术和医学史[M].陈朝勇,译.上海:上海科技教育出版社,2008.

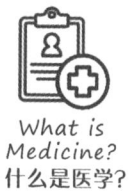

[8] 桑塔格.疾病的隐喻[M].程巍,译.上海:上海译文出版社,2003.

[9] 苏尔斯顿,费里.生命的线索[M].杨焕明,刘斌,译.北京:中信出版社,2004.

[10] 托玛斯.细胞生命的礼赞:一个生物学观察者的手记[M].李绍明,译.长沙:湖南科学技术出版社,1996.

[11] 王一方.医学是什么[M].北京:北京大学出版社,2021.

[12] 沃林斯基.健康社会学[M].孙牧虹,等译.北京:社会科学文献出版社,1999.

[13] 希波克拉底.希波克拉底文集[M].赵洪钧,武鹏,译.北京:中国中医药出版社,2007.

[14] 中共中央马克思恩格斯列宁斯大林著作编译局.马克思恩格斯文集(第九卷)[M].北京:人民出版社,2009.

[15] 邹飞,凌文华.预防医学导论[M].北京:人民卫生出版社,2010.

附　录

≫附录1　"101计划"简介

≫≫≫"101"计划究竟是什么？

"101计划"是由教育部统筹，汇聚顶尖高校、顶尖师资、顶尖出版单位等各方资源，以课程、教材、教师和实践项目等基础要素建设，来带动教育教学系统改革的一项试点工程。其重点是推进"四个一流"建设，也就是一流核心课程建设、一流核心教材建设、一流核心教师团队建设、一流核心实践项目建设。

≫≫≫为什么叫"101计划"？

2021年底，这一计划在计算机领域率先启动。计算机语言的基础是由"0"和"1"组成的二进制数，以"101"命名这个计划，代表了要从本科基础着手，遵循教育教学基本规律，打造一流的基础要素，培养拔尖创新人才。

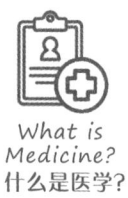

⟫⟫⟫ "101 计划"目标是什么?

实施"101 计划",主要目标是通过基础要素建设的"小切口",来牵引教育教学模式的"大改革",让人才培养模式由"知识为主"转向"能力为先"。一要建好一批一流核心课程,二要建好一批一流核心教材,三要建好一支一流核心教师团队,四要建好一批一流实践项目。

⟫⟫⟫ 目前"101 计划"在哪些领域开展?

目前,"101 计划"已经从最初试点的计算机领域推广至数学、物理学、化学、生物科学、基础医学、中药学、经济学、哲学 8 个基础学科领域,现在共 9 个学科领域。

⟫ 附录2 "101 计划"牵头高校及参与高校(附表 1~附表 9)

附表 1 计算机"101 计划"牵头高校及参与高校

学科领域	牵头高校及参与高校		
计算机	北京大学	清华大学	北京航空航天大学
	北京理工大学	哈尔滨工业大学	上海交通大学
	南京大学	浙江大学	华中科技大学
	电子科技大学	西安交通大学	国防科技大学
	北京邮电大学	中国科学院大学	吉林大学
	同济大学	中国科学技术大学	武汉大学
	中南大学	西北工业大学	西安电子科技大学
	中国人民大学	北京交通大学	天津大学
	大连理工大学	复旦大学	华东师范大学
	东南大学	山东大学	湖南大学
	中山大学	华南理工大学	重庆大学

附表 2 数学"101 计划"牵头高校及参与高校

学科领域	牵头高校及参与高校		
数学	北京大学	清华大学	南京大学
	浙江大学	复旦大学	武汉大学
	中山大学	北京师范大学	华东师范大学
	吉林大学	山东大学	南开大学
	厦门大学	中国科学技术大学	华中科技大学
	上海交通大学	四川大学	同济大学
	北京航空航天大学	大连理工大学	东北师范大学
	首都师范大学	湘潭大学	中国科学院大学
	西安交通大学	兰州大学	北京理工大学
	哈尔滨工业大学	天津大学	南方科技大学

附表 3 物理学"101 计划"牵头高校及参与高校

学科领域	牵头高校及参与高校		
物理学	北京大学	清华大学	北京航空航天大学
	浙江大学	华中科技大学	西安交通大学
	国防科技大学	中国科学院大学	吉林大学
	同济大学	中国科学技术大学	武汉大学
	山西大学	中国人民大学	大连理工大学
	复旦大学	华东师范大学	东南大学
	山东大学	中山大学	厦门大学
	四川大学	南开大学	华南师范大学
	北京师范大学	兰州大学	华中师范大学
	南京大学	上海交通大学	哈尔滨工业大学
	中南大学		

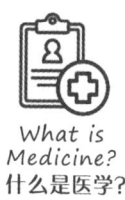

附表4　化学"101计划"牵头高校及参与高校

学科领域	牵头高校及参与高校		
化学	中山大学	北京大学	清华大学
	北京航空航天大学	北京化工大学	北京师范大学
	中国科学院大学	南开大学	天津大学
	大连理工大学	吉林大学	复旦大学
	同济大学	上海交通大学	华东理工大学
	华东师范大学	南京大学	浙江大学
	中国科学技术大学	厦门大学	福州大学
	山东大学	郑州大学	武汉大学
	华中科技大学	湖南大学	华南理工大学
	四川大学	西北大学	兰州大学

附表5　生物科学"101计划"牵头高校及参与高校

学科领域	牵头高校及参与高校		
生物科学	西湖大学	北京大学	清华大学
	中国农业大学	北京林业大学	北京师范大学
	中国科学院大学	南开大学	天津大学
	内蒙古大学	吉林大学	东北师范大学
	复旦大学	同济大学	上海交通大学
	华东师范大学	南京大学	南京农业大学
	南京师范大学	浙江大学	中国科学技术大学
	厦门大学	山东大学	中国海洋大学
	武汉大学	华中科技大学	华中农业大学
	中南大学	中山大学	四川大学
	云南大学	西北农林科技大学	兰州大学

附表6　基础医学"101计划"牵头高校及参与高校

学科领域	牵头高校及参与高校		
基础医学	北京大学	浙江大学	华中科技大学
	西安交通大学	四川大学	复旦大学
	中山大学	南方医科大学	南京医科大学
	上海交通大学	中南大学	

附表7　中药学"101计划"牵头高校及参与高校

学科领域	牵头高校及参与高校		
中药学	天津中医药大学	北京中医药大学	黑龙江中医药大学
	上海中医药大学	南京中医药大学	中国药科大学
	成都中医药大学		

附表8　经济学"101计划"牵头高校及参与高校

学科领域	牵头高校及参与高校		
经济学	北京大学	清华大学	浙江大学
	武汉大学	复旦大学	中山大学
	香港中文大学	厦门大学	南开大学
	上海财经大学	西北大学	中央财经大学
	山东大学	中国人民大学	上海交通大学
	南京大学	北京师范大学	对外经济贸易大学
	西南财经大学	辽宁大学	吉林大学
	东北财经大学	中国农业大学	中国科学院大学
	广州大学		

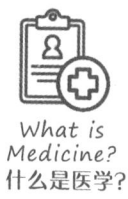

附表9　哲学"101计划"牵头高校及参与高校

学科领域	牵头高校及参与高校		
哲学	中国人民大学	北京大学	清华大学
	北京师范大学	南开大学	吉林大学
	复旦大学	华东师范大学	南京大学
	东南大学	浙江大学	山东大学
	武汉大学	中山大学	

附录3　"101计划"核心课程*（附表10～附表16）

附表10　计算机"101计划"核心课程及共建院校

课程名称	共建院校
计算概论	北京大学、北京理工大学、上海交通大学、西安交通大学、北京邮电大学、中国科学院大学、中国科学技术大学、武汉大学、西北工业大学、东南大学、湖南大学
数据结构	北京大学、清华大学、哈尔滨工业大学、浙江大学、电子科技大学、吉林大学、北京交通大学、天津大学、复旦大学、北京理工大学、重庆大学
算法设计与分析	北京航空航天大学、哈尔滨工业大学、上海交通大学、南京大学、浙江大学、同济大学、武汉大学、中国人民大学、北京交通大学、天津大学、山东大学、华东师范大学

＊截至2024年7月,生物科学"101计划"核心课程、中药学"101计划"核心课程尚未发布。

(续表)

课程名称	共建院校
离散数学	清华大学、北京航空航天大学、北京理工大学、哈尔滨工业大学、上海交通大学、南京大学、电子科技大学、吉林大学、中国科学技术大学、武汉大学、复旦大学、中山大学、华南理工大学
计算机系统导论	北京大学、清华大学、哈尔滨工业大学、上海交通大学、浙江大学、国防科技大学、中国科学技术大学、武汉大学、西北工业大学、中国人民大学、天津大学、山东大学、湖南大学
操作系统	清华大学、北京航空航天大学、北京理工大学、哈尔滨工业大学、上海交通大学、浙江大学、华中科技大学、电子科技大学、国防科技大学、北京邮电大学、中国科学院大学、武汉大学、中南大学、山东大学、中山大学
计算机组成与系统结构	北京大学、北京航空航天大学、哈尔滨工业大学、南京大学、浙江大学、华中科技大学、电子科技大学、国防科技大学、中国科学院大学、同济大学、武汉大学、西北工业大学、天津大学、东南大学、中山大学
编译原理	北京大学、清华大学、北京理工大学、哈尔滨工业大学、南京大学、电子科技大学、国防科技大学、中国科学技术大学、武汉大学、中南大学、大连理工大学、华东师范大学、山东大学

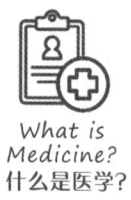

(续表)

课程名称	共建院校
计算机网络	北京大学、北京航空航天大学、哈尔滨工业大学、上海交通大学、西安交通大学、北京邮电大学、吉林大学、西安电子科技大学、天津大学、大连理工大学、东南大学、山东大学、华南理工大学
数据库系统	北京大学、清华大学、哈尔滨工业大学、浙江大学、中国科学技术大学、武汉大学、西北工业大学、西安电子科技大学、北京交通大学、华东师范大学、东南大学、山东大学、中山大学
软件工程	北京大学、清华大学、北京航空航天大学、哈尔滨工业大学、上海交通大学、浙江大学、武汉大学、西安电子科技大学、中国人民大学、复旦大学、湖南大学、重庆大学
人工智能引论	北京大学、清华大学、哈尔滨工业大学、上海交通大学、华中科技大学、西安交通大学、同济大学、武汉大学、中国人民大学、复旦大学

附表11　数学"101计划"核心课程及相关院校

课程名称	相关院校
代数学	南开大学、北京大学
常微分方程	四川大学、上海交通大学、北京大学
代数几何	华东师范大学
泛函分析大纲	上海交通大学

(续表)

课程名称	相关院校
复变函数	复旦大学、深圳大学、浙江大学
概率论	北京师范大学、北京大学
几何	中国科学技术大学
计算数学	吉林大学
偏微分方程	北京大学、华东师范大学
数论	南京大学
数学分析	吉林大学、北京大学、复旦大学
拓扑学	北京大学
数理统计	北京大学、南方科技大学
实变函数	上海交通大学

附表12　物理学"101计划"核心课程及相关院校

课程名称	相关院校
力学	吉林大学
热学	北京大学
电磁学	清华大学
光学	中山大学
原子物理	北京大学
理论力学	南开大学
电动力学	复旦大学
统计力学	厦门大学
量子力学	北京大学
固体物理	南京大学

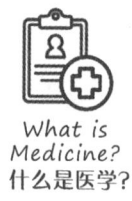

什么是医学？

（续表）

课程名称	相关院校
计算物理	北京大学
数学物理方法	北京大学
实验物理(a)普通实验物理	中国科学技术大学
实验物理(b)近代实验物理	中国科学技术大学

附表13　化学"101计划"核心课程及相关院校

课程名称	相关院校
普通化学	北京大学
无机化学	厦门大学
有机化学	北京大学
分析化学	湖南大学
物理化学	浙江大学
结构化学	武汉大学、南开大学
高分子化学与物理	中国科学技术大学
化学生物学	清华大学、北京大学
基础化学实验	南京大学、南开大学、上海交通大学
合成化学实验	中山大学、吉林大学、兰州大学、四川大学

(续表)

课程名称	相关院校
化学生物学实验	北京大学、清华大学
化学测量学实验	厦门大学、复旦大学、南京大学

附表14 基础医学"101计划"核心课程及相关院校

课程名称	相关院校
医学分子细胞遗传基础	北京大学、中山大学、复旦大学
病原生物与医学免疫基础	北京大学、浙江大学、复旦大学
人体形态与功能总论	北京大学、西安交通大学
循环系统	北京大学、中山大学
呼吸系统	中南大学、华中科技大学
运动系统	北京大学、南方医科大学
消化系统	南方医科大学、浙江大学
泌尿系统	北京大学、复旦大学
生殖系统	北京大学、华中科技大学
内分泌系统	北京大学、浙江大学
神经系统	北京大学、华中科技大学

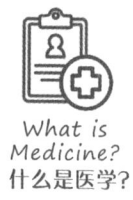

(续表)

课程名称	相关院校
基础医学核心实践与创新研究	上海交通大学、四川大学
基于理工信的人体系统	南京医科大学、中南大学
基于理工信的医学数据采集与分析	北京大学、四川大学

附表15 经济学"101计划"核心课程及相关院校

课程名称	相关院校
经济科学导论	北京大学
数理经济学	山东大学、香港中文大学
计量经济学	厦门大学、上海财经大学
行为与实验经济学	浙江大学、武汉大学
政治经济学	南开大学
微观经济学	复旦大学、北京大学
宏观经济学	对外经济贸易大学、上海交通大学
新结构经济学	北京大学、南京大学
经济史与经济学说史	中国人民大学、中山大学

(续表)

课程名称	相关院校
中国特色社会主义政治经济学	北京大学、东北财经大学

附表16　哲学"101计划"核心课程及相关院校

课程名称	相关院校
中国哲学	北京大学
中国哲学史	中国人民大学
西方哲学	北京大学
西方哲学史	北京师范大学
逻辑学导论	浙江大学
伦理学	东南大学
宗教学概论	武汉大学
政治哲学导论	中国人民大学
科学哲学	复旦大学

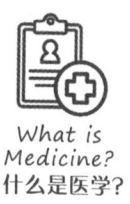

后　记

　　机缘巧合，我有幸参与了这套丛书的编著。感谢大连理工大学出版社的信任，经过几次商讨，我们确定了写作方向，开启了一段美妙的合作过程。

　　在医学院工作了 20 年，结合自己的教学、研究以及个人、亲友就医的经历，我与医学的缘分越结越深，感悟颇丰，也述之于笔墨，发表过一些论文。其间，虽时常收到来自亲友关于孩子求学就业以及求医问诊的咨询，但如果没有此次邀约，我可能也不会想到编著这样一本书。机缘就这样来了，我觉得应该借这个机会，把自己的认识和感悟加以梳理和总结，也是对自己 20 年工作的一个交代。

　　接下来的几个月，我集中精力编著此书，几乎没有停歇。如今本书即将付梓，我深感这段努力是值得的。因为有些对医学理解的思想火花,凝练成了文字,落在了纸上。尽管有些想法尚不成熟,但也能借此书留存下来,不致随风而逝。

本书字数虽然不多,但在较短时间完成极不容易,所幸得到了多位挚友的协助。在设定了本书大纲和体例规范后,我撰写了自序、后记和初稿医学概说和医学的未来,李杰完成初稿医学的起源与发展;林兴完成初稿医学的分支和医学生的成长;孙宇航完成初稿医者的修炼。初稿全部完成后,尹梅教授对本书的写作思路及大纲提出了很好的建议,我尽力做出了调整和修改。随后,除了各自主修自己撰写的部分,大家还进行了交叉修改。新学期开始,我授课有点多,岳志浩、蒋克鑫、林文博、赵鸿韬、纪昊宇多轮次地帮助修改了书稿。李刚、李继光、王罕哲帮助审阅校对部分内容。我做了全书审校、修改、润色和最终定稿,女儿任臻逸也为我提了很多意见和建议。

付梓在即,我知道还有很多遗憾之处,有些当初的设想还没落实,期待在本书修订之时可以加以完善。

写作之初,想着尽快完成;结束之时,却又恋恋不舍。我们人类的本性大概就是对于有所付出或耗费之事,才最有感情,这就是所谓的用心用情吧。

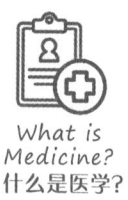

如果本书对读者了解医学、医事、医道能有所帮助,我的工作就没有白费,没有辜负我们的初心!

任守双

2024 年 8 月